Docteur JEAN PAPADOPOULOS

DE L'UNIVERSITE DE MONTPELLIER

EX-INTERNE DES HOPITAUX DE PERPIGNAN

Traitement

de la

Métrite Cervicale

Par les Caustiques Alcalins

MONTPELLIER

G. FIRMIN, MONTANE ET SICARDI

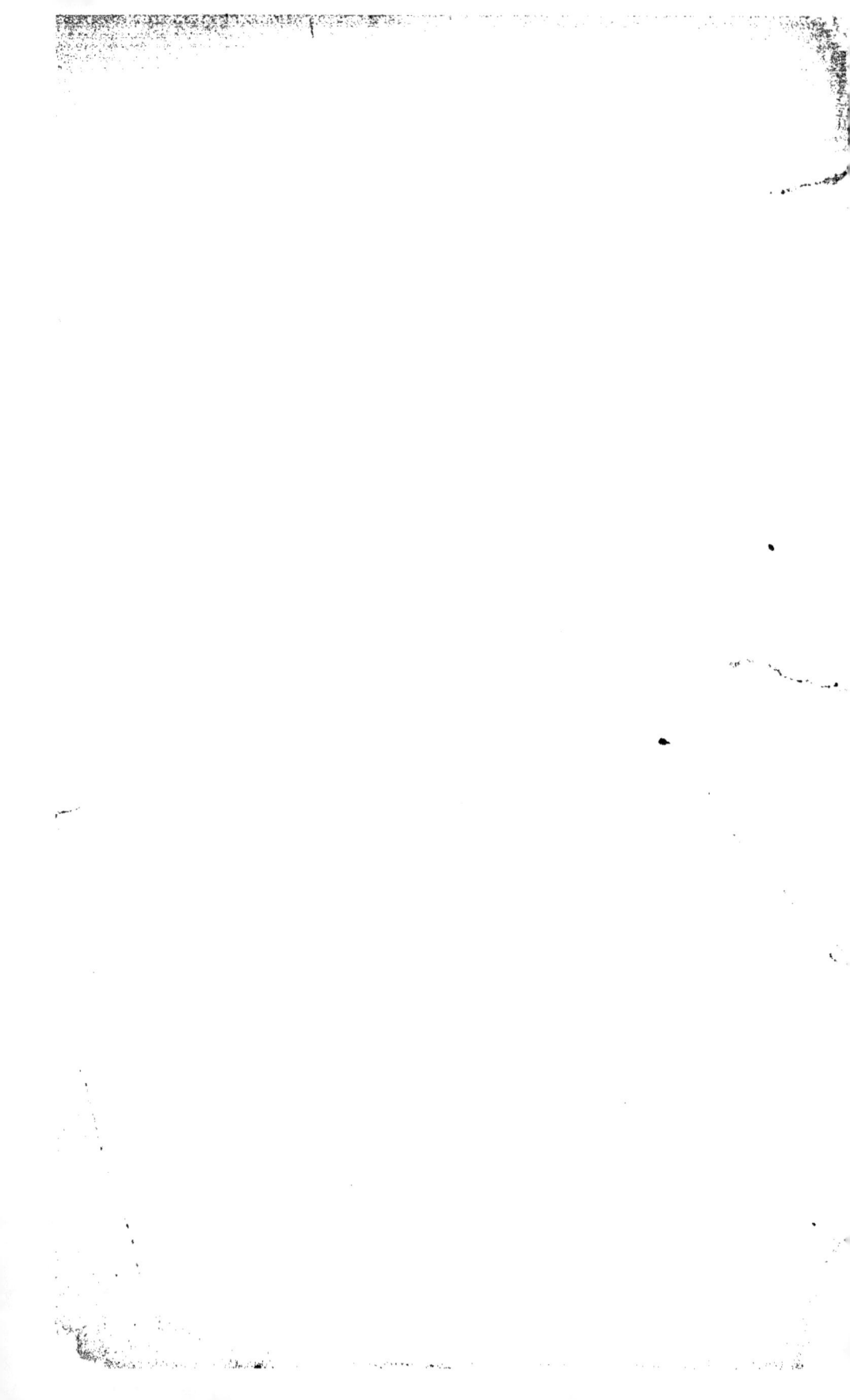

TRAITEMENT

DE LA

MÉTRITE CERVICALE

PAR

LES CAUSTIQUES ALCALINS

PAR

Le Dr Jean PAPADOPOULOS

EX-INTERNE DES HOPITAUX DE PERPIGNAN

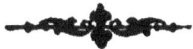

MONTPELLIER

IMPRIMERIE Gustave FIRMIN, MONTANE et SICARDI

Rue Ferdinand-Fabre et Quai du Verdanson

1908

PERSONNEL DE LA FACULTÉ

MM. MAIRET (✻) . . . . Doyen
FORGUE . . . . Assesseur

Professeurs

Clinique médicale . . . . MM.	GRASSET (✻)
Clinique chirurgicale	TEDENAT.
Clinique obstétric. et gynécol	GRYNFELTT.
— — ch. du cours, M. Puech .	
Thérapeutique et matière médicale	HAMELIN (✻)
Clinique médicale	CARRIEU.
Clinique des maladies mentales et nerv.	MAIRET (✻).
Physique médicale	IMBERT
Botanique et hist. nat. méd.	GRANEL.
Clinique chirurgicale	FORGUE.
Clinique ophtalmologique	TRUC.
Chimie médicale et Pharmacie	VILLE.
Physiologie	HEDON.
Histologie	VIALLETON.
Pathologie interne	DUCAMP.
Anatomie	GILIS.
Opérations et appareils	ESTOR.
Microbiologie	RODET.
Médecine légale et toxicologie	SARDA.
Clinique des maladies des enfants	BAUMEL.
Anatomie pathologique	BOSC
Hygiène	BERTIN-SANS.

Doyen honoraire : M. VIALLETON.
Professeurs honoraires :
MM. JAUMES, PAULET (O. ✻), E. BERTIN-SANS (✻)

Chargés de Cours complémentaires

Accouchements . . . . MM.	PUECH, agrégé.
Clinique ann. des mal. syphil. et cutanées	BROUSSE, agrégé.
Clinique annexe des mal. des vieillards. .	VEDEL, agrégé.
Pathologie externe	IMBERT L., agrégé.
Pathologie générale	RAYMOND, agrégé.

Agrégés en exercice

MM. BROUSSE	MM. VALLOIS	MM. IMBERT
RAUZIER	MOURET	VEDEL
MOITESSIER	GALAVIELLE	JEANBRAU
DE ROUVILLE	RAYMOND	POUJOL
PUECH	VIRES	

M. H. GOT, *secrétaire.*

Examinateurs de la Thèse

MM. TÉDENAT, *président.*	MM. DE ROUVILLE, *agrégé.*
GILIS, *professeur.*	IMBERT (Léon), *agrégé.*

A LA MÉMOIRE ADORÉE

DE MON CHER FRÈRE HIPPOCRATE

Regrets éternels.

A MA TRÈS CHÈRE FAMILLE

Témoignage d'affection et de reconnaissance

J. PAPADOPOULOS.

A MON EXCELLENT AMI

Monsieur le Docteur Georges COTSAFTIS

VICE-CONSUL DE GRÈCE A MONTPELLIER

CHEVALIER DE L'ORDRE DU SAUVEUR DE LA GRÈCE

Témoignage affectueux de parfait dévouement

A MON PRÉSIDENT DE THÈSE, MON CHER MAITRE

Monsieur le Docteur TÉDENAT

PROFESSEUR DE CLINIQUE CHIRURGICALE A LA FACULTÉ DE MÉDECINE

DE MONTPELLIER

*Infime hommage de parfait dévouement
et de profonde gratitude.*

J. PAPADOPOULOS.

A TOUS MES MAITRES DE LA FACULTE

ET DES HOPITAUX DE MONTPELLIER

Hommage de reconnaissance

A MES MAITRES DES HOPITAUX DE PERPIGNAN

MM. LES Drs MASSOT, FINES, SABARTHEZ ET LUTRAND

Hommage de reconnaissance

A TOUS MES AMIS ET CAMARADES

J. PAPADOPOULOS.

AVANT-PROPOS

Sous l'inspiration de notre éminent Maître, M. le professeur Tédenat, nous avons entrepris l'étude du *Traitement de la métrite cervicale par les caustiques alcalins*, comme sujet de notre Thèse inaugurale.

Ainsi donc, ce modeste travail va clore nos études médicales et nous permettre d'atteindre ce but poursuivi avec tant d'angoisse ! C'est avec une vive joie mêlée d'une profonde émotion que nous avons vu arriver enfin ce grand jour qui devait couronner nos efforts et récompenser notre patience maintes fois mise à l'épreuve.

Notre vie d'étudiant a été vraiment trop mouvementée.

Des malheurs, aussi durs qu'inattendus, nous ont forcé d'interrompre et de prolonger si longtemps nos études. Nos chers amis et camarades n'ont jamais cessé de s'intéresser à nous et de nous encourager dans ces mauvais moments.

Nous leur exprimons nos plus vifs et plus sincères remerciements.

Avant de quitter cette vieille Ecole de Montpellier, dont nous nous flatterons toujours d'avoir été l'élève, nous profitons de cette occasion pour accomplir un devoir sacré et acquitter nos dettes de reconnaissance. Nous devons d'abord beaucoup à nos chers Maîtres. Dès notre arrivée à Montpellier, ils nous ont témoigné un intérêt et une bienveillance qui n'ont

contribué qu'à augmenter notre respect et notre admiration
envers eux, et notre amour envers ce beau pays de France, que
nous avons toujours considéré comme notre seconde patrie.
Nous nous empressons d'exprimer à tous nos Maîtres de la
Faculté et des Hôpitaux notre plus vive reconnaissance.

Nous sommes surtout redevable d'une profonde gratitude
envers nos excellents Maîtres, MM. les professeurs Mairet,
Carrieu, Gilis, Flahault et Rauzier, dont la sollicitude et la
bienveillance à notre égard restent au-dessus de tous nos
efforts de reconnaissance.

Mais il y a un Maître aussi modeste qu'éminent, M. le professeur Tédenat, dont nous sommes honoré d'avoir été l'élève,
et que nous ne saurons jamais assez remercier de tout ce qu'il
a fait pour nous. Pendant tout le cours de nos études, il s'est
intéressé à nous d'une façon vraiment paternelle et, à plusieurs
reprises, il nous a donné des preuves de son bienveillant appui
et de son inépuisable bonté, qui nous ont vivement touché.
De son service que nous suivions volontiers, autant pour
admirer l'habileté chirurgicale du Maître que pour profiter de
son enseignement clinique si captivant et si clair, nous
emportons nos meilleures connaissances pratiques.

Les sages et précieux conseils qu'il nous a toujours largement prodigués, nous serviront de devise dans l'exercice de
notre pratique, où nous suivrons, fier, l'exemple d'un Maître
aussi éminent. Quoique nous ayons pleine conscience de la
faiblesse de nos paroles pour traduire les sentiments que
nous ressentons envers ce cher Maître, nous le prions de
croire à notre respectueux et éternel attachement et à notre
profonde et inaltérable reconnaissance.

MM. les professeurs Gilis, de Rouville et Imbert ont
bien voulu nous faire l'honneur de siéger dans notre jury de
thèse ; nous leur adressons nos plus vifs remerciements.

Nous tenons aussi à remercier vivement le distingué chef

de clinique chirurgicale, M. le docteur Soubeyran, dont le précieux concours a grandement facilité notre tâche.

Pendant le cours de nos études, nous avons eu le bonheur de faire un long et instructif internat dans les hôpitaux de Perpignan. Là aussi, nous avons rencontré des Maîtres érudits et bienveillants qui ont largement contribué à notre enseignement pratique. Nous leur adressons tous nos remerciements et notre parfaite reconnaissance.

Nous n'aurions garde d'oublier l'amabilité et l'obligeance de M. et M⁰ᵉ Léonard, chez lesquels nous avons rencontré une vraie famille. Que de soins n'ont-ils pas pris pour nous et que de fois ne nous ont-ils pas encouragé, dans nos moments de déception et de défaillance! Nous leur sommes profondément reconnaissant.

Il nous reste enfin un devoir bien doux à remplir vis-à-vis de notre chère famille. L'affection et la gratitude que nous ressentons pour elle ne s'exprime pas par des mots, et notre plume ne pourra jamais décrire l'ardeur des sentiments qui débordent notre cœur.

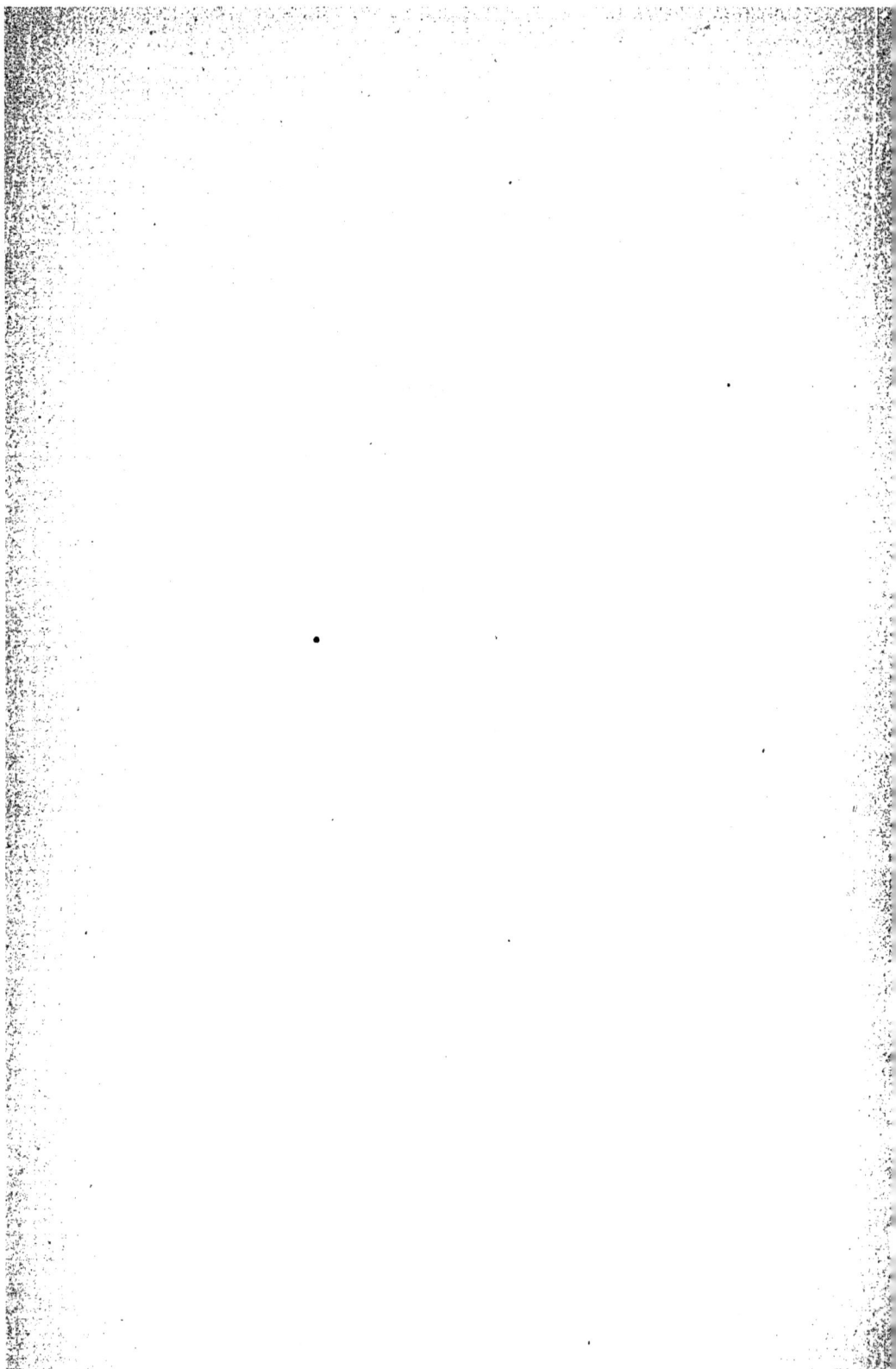

INTRODUCTION

L'étude que nous avons entreprise nous a paru de la plus haute importance à plusieurs points de vue. D'abord, à cause de la fréquence de la métrite cervicale, sur la pathogénie de laquelle le plus complet désaccord règne encore parmi les auteurs, les uns la considérant comme une entité morbide et insistant sur la nécessité d'un traitement spécial à lui appliquer, les autres persistant, au contraire, à lui refuser toute sorte d'autonomie. En second lieu et surtout, cette question est intéressante à cause de l'efficacité de ce mode de traitement, de son application facile et de son action rapide et certaine.

Quoique le sujet de notre étude soit plutôt d'ordre thérapeutique, comme le démontre suffisamment le titre seul de notre travail, nous avons cru nécessaire de faire une étude d'ensemble de la métrite cervicale, que nous divisons en sept chapitres précédés de quelques lignes d'historique :

Chapitre I. — Étiologie et pathogénie de la métrite cervicale.

Chapitre II. — Anatomie pathologique.

Chapitre III. — Symptomatologie.

Chapitre IV. — Diagnostic.

Chapitre V. — Pronostic.

Chapitre VI. — Complications.

Chapitre VII. — Traitement.

Après le chapitre du traitement suivent les *Observations* qui servent comme appui aux données que nous avançons, et un court paragraphe de *Conclusions*, que nous avons pu tirer de l'ensemble de notre travail, clôt cette étude.

Fidèle à notre programme, nous insistons tout particulièrement sur le chapitre du traitement et, après avoir passé en revue les différents moyens thérapeutiques médicaux et chirurgicaux de la métrite cervicale, nous exposons longuement le traitement par les caustiques alcalins dont nous essayons de démontrer les avantages et l'efficacité.

Nous avons cru utile de faire l'historique de ce traitement qui, comme on le sait, ne date pas d'hier et qui a été trop oublié dans ces derniers temps et avait cédé la place à d'autres moyens thérapeutiques.

TRAITEMENT

DE LA

MÉTRITE CERVICALE

PAR

LES CAUSTIQUES ALCALINS

HISTORIQUE

Avant 1801, c'est-à-dire avant la découverte du spéculum par Récamier, les inflammations du col de l'utérus
étaient méconnues. On englobait dans les mêmes descrip-
tions les lésions inflammatoires du col et du corps. Dès
que l'emploi du spéculum se vulgarisa, les lésions cervicales, constatées *de visu*, ont donné lieu à des interpréta-
tions différentes. C'est ainsi que, d'une part, Récamier,
Lisfranc, Duparcque, Marjolin, etc., décrivent avec détails
les érosions et les ulcérations du col qui constituaient
pour eux le fait dominant de la pathologie utérine. D'autre
part, au contraire, et un peu plus tard, Mme Boivin,
Velpeau, Gibert, Bennet, Gosselin réagissent contre cette
façon de voir et prétendent que l'ulcération du col n'est
pas une entité morbide et qu'elle n'est qu'un processus

morbide accompagnant toujours une inflammation interne de l'utérus.

En 1856, l'accoucheur anglais Henry Bennet insiste tout particulièrement sur l'importance des lésions cervicales de l'utérus et sur l'influence qu'elles jouent dans la pathologie utérine et par ses intéressants et successifs articles essaie d'attirer l'attention sur ce fait, méconnu alors, que très souvent la métrite du corps utérin tient à l'existence d'une métrite du col et elle guérit lorsqu'on traite cette dernière. Les opinions de Bennet n'ont pas été favorablement admises par tous les auteurs. C'est ainsi que nous voyons Schroeder insister sur une opinion tout à fait opposée et soutenir qu'il faut toujours, dans les métrites chroniques, agir directement sur le corps utérin. La pratique proposée par Schroeder, inoffensive toutes les fois que le col utérin est sain, devient au contraire dangereuse lorsqu'on a affaire à un col malade, car on risque alors, en traversant cette partie malade de l'utérus, de transporter l'infection jusqu'au corps, s'il était encore sain, et de l'infecter ainsi.

Les adversaires de Bennet continuent toujours à combattre ses théories, et Jaccoud, dans son *Dictionnaire de médecine et de chirurgie pratiques*, n'est pas moins affirmatif lorsqu'il dit qu'il n'admet pas la doctrine de Bennet, et que le « col de la matrice insensible, moins vasculaire, et ne participant à l'hypérémie de l'organe que d'une façon très accessoire, ne peut pas dominer la vie morbide de l'organe ». Il se dispense pour cette raison de décrire séparément la métrite cervicale qu'il considère sans aucune importance. Même dans ces dernières années et à des dates plus rapprochées encore, on voit une polémique vive contre les idées de Bennet.

Au XIII° Congrès international des sciences médi-

cales, tenu à Paris en 1900, dans une discussion vive
qui a eu lieu à la section de gynécologie et à propos
de la métrite cervicale, on assiste à des combats livrés entre
deux adversaires également convaincus de leurs opinions
qu'ils défendent avec force. D'une part, MM. Doderlein et
Pozzi, rapporteurs, insistent sur l'importance de la trachélite
et le besoin d'un traitement approprié ; d'autre part, au contraire, Mendès de Léon, d'Amsterdam, qui combat énergiquement cette façon de voir et va jusqu'à nier l'existence même de la métrite cervicale comme lésion isolée et
n'attribue, par conséquent, que très peu d'importance à
un traitement spécial approprié. Malgré la vive plaidoirie
du professeur d'Amsterdam et malgré ses documents,
nous nous rangeons absolument du côté des premiers
auteurs et nous admettons avec M. le professeur Pozzi, de
Paris, et notre maître M. le professeur Tédenat :

1° Que l'inflammation aiguë ou chronique du col utérin peut exister pendant longtemps isolée sans envahir le
corps de l'utérus.

2° Que les lésions aiguës de la muqueuse cervicale se
propagent facilement à la muqueuse du corps, et les
lésions chroniques du parenchyme cervical d'origine
inflammatoire (dégénérescence scléreuse et sclérokystique
partielle ou totale), réagissent promptement sur la nutrition et l'état anatomique du corps utérin tout entier.

3° Que cette inflammation emprunte une importance
considérable à ce fait que sa persistance finit par compro-
mettre la nutrition de la totalité de l'appareil génital.

4° Qu'un traitement approprié de la métrite cervicale
est d'une grande efficacité même dans les cas d'inflammation de l'organe entier.

CHAPITRE PREMIER

ÉTIOLOGIE ET PATHOGÉNIE DE LA MÉTRITE CERVICALE

La métrite cervicale ou trachélite est excessivement commune. Comme son nom l'indique, c'est une inflammation de l'utérus primitivement localisée au niveau du col, mais qui ne tarde pas avec le temps à se propager de proche en proche dans tout le corps utérin et d'envahir parfois l'organe entier dans son tissu musculo-fibreux, en donnant naissance à une véritable métrite parenchymateuse. Mais réciproquement aussi, souvent une infection généralisée à l'utérus entier peut se limiter à un moment d'acuité sur le col et donner ainsi naissance à une métrite cervicale. La métrite cervicale peut, comme toutes les métrites, se présenter en état aigu et en état chronique ; mais c'est sous cette dernière forme qu'elle se présente le plus souvent et c'est elle que nous aurons en vue dans notre description. L'inflammation du col débute généralement par la muqueuse intracervicale, c'est-à-dire il y a d'abord *endométrite cervicale* ou *endocervicite*, mais elle envahit très rapidement le stroma musculaire aussi (myométrite cervicale ou myocervicite), et l'inflammation ainsi généralisée constitue la vraie métrite cervicale.

Au point de vue pathogénique, la métrite cervicale est toujours d'origine infectieuse et microbienne. Pour mieux exposer cette infection, nous considérerons la métrite du col sous ses deux formes principales : la métrite blennorragique dont l'agent pathogène est le gonocoque de Neisser, et les métrites puerpérales et post-puerpérales, c'est-à-dire celles qui surviennent à la suite d'un accouchement à cause de la déchirure du col qui l'accompagne si souvent et qui sont dues à des germes pathogènes divers dont le streptocoque intervient pour la plupart, quoique Czerniewski et Widal aient démontré le rôle pathogène que peuvent jouer dans des circonstances pareilles le staphylocoque et le colibacille. La déchirure du col utérin après certains accouchements joue, en effet, un grand rôle dans la pathogénie de la trachélite, et cette importance a été mise en relief par les travaux successifs de Roser (1861), d'Emmet (1874) et d'Olshausen. Cette déchirure, en effet, non cicatrisée ou vicieusement cicatrisée, intervient de deux façons différentes et aboutit toujours au même résultat. D'abord, en empêchant l'involution complète de l'utérus, elle maintient l'organe dans un état congestif chronique ; en second lieu, l'ouverture du col utérin étant plus élargie par suite de cette déchirure, elle offre un large passage et un libre accès aux divers germes pathogènes qui peuvent arriver jusqu'à son orifice.

L'infection de l'utérus se fait, en effet, de différentes manières. D'abord par *auto-infection*, c'est-à-dire par propagation jusqu'à l'utérus des germes siégeant dans le vagin. En réalité, le vagin de la femme contient non seulement des germes inoffensifs, de simples saprophytes (trichonomas vaginalis, etc.), mais aussi différents germes pathogènes, surtout des staphylocoques et des streptocoques, comme l'ont démontré les très intéressantes recherches de Winter. Ces germes qui, normalement, restent absolument inoffensifs dans le vagin et pour ainsi dire dans un état de microbisme latent, peuvent, à un moment donné, et sous l'influence de circonstances favorables, se propager jusqu'au col utérin, s'y localiser et produire ainsi une inflammation d'abord cervicale, mais qui finit avec le temps par se généraliser. On comprend aisément que différentes manœuvres gynécologiques faites, même avec les règles d'antisepsie et d'asepsie voulue, par des mains rigoureusement aseptiques et avec des instruments irréprochables, peuvent, en traversant ce nid de microbes constitué par le vagin non convenablement nettoyé, transporter ces germes pathogènes du vagin jusqu'au col utérin ou dans la cavité même de l'organe.

Cette infection, fort heureusement, ne peut pas se réaliser toujours de cette manière. Le col utérin, en effet, en état normal, est un réel obstacle à la localisation et à la propagation des germes. Ce rôle de défenseur, le col peut l'accomplir, d'abord en raison de sa structure anatomique, en second lieu à cause de sa sécrétion peu favorable au développement des bactéries. Les parois rigides du col, l'étroitesse de son orifice, le tapissement de sa portion tournée vers le vagin par un épithélium pavimenteux aglandulaire résistant, constituent déjà une barrière à l'envahissement du col par les bactéries. La sécrétion cervicale d'autre part, composée d'un mucus alcalin, visqueux, tenace, dépourvu de cellules, est certainement toxique ou tout au moins défavorable à la vitalité des diverses bactéries.

On peut donc admettre que le col utérin joue, pour ainsi dire, un rôle phagocytaire vis-à-vis des germes qui pullulent dans le vagin ou qui peuvent y être apportés de l'extérieur. Pour que l'auto-infection se réalise, il faut donc certaines circonstances favorables, en dehors du transport des microbes par les doigts ou les instruments jusqu'au niveau du col. Les conditions qui favorisent cet envahissement du col utérin par les microbes du vagin sont : les maladies générales, les traumatismes du col, etc., qui, en entravant ou en suspendant complètement le phagocytisme, peuvent contribuer largement à l'auto-infection. Ce mode d'infection du col utérin par les microbes joue un rôle peu important, relativement à une autre cause plus fréquente d'infection qui est l'*hétéro-infection* ou *infection exogène*. Ce mode d'infection peut encore tenir à différentes manœuvres gynécologiques, même effectuées avec les règles de la plus rigoureuse antisepsie. Témoin le fait observé dans le service du professeur Léopold, de Dresde, qui a constaté une diminution énorme de morbidité depuis qu'il ne laisse plus examiner les femmes en couches.

Mais le plus grand rôle dans ces causes d'hétéro-infection est certainement joué par le coït infectant, c'est-à-dire par la *blennorragie*. Que de métrites, en effet, ne tiennent tout simplement qu'à une ancienne blennorragie méconnue et par conséquent nullement traitée, ou incomplètement traitée et par conséquent non guérie !

Que de jeunes femmes ne souffrent pas dès les premiers jours de leur mariage et ne se contentent pas d'attribuer leurs maux à un excès de coït ou aux fatigants voyages de noces, tandis que l'auteur de leurs précoces malheurs n'est autre que le gonocoque du mari ! Dans tous ces cas, en effet, le gonocoque, profondément localisé dans l'urèthre de l'homme, ne tarde pas, dès les premiers rapports sexuels, favorisé par l'excès de coït ou par un traumatisme du col, d'envahir ce dernier, de s'y localiser et de commencer ainsi son travail d'inflammation.

A côté de ces causes déterminantes, vraiment pathogéniques de la métrite cervicale, il faut placer certaines causes, dites *prédisposantes*, qui peuvent intervenir, dans une certaine mesure, et favoriser l'inflammation. Ces causes, d'une importance secondaire et qui peuvent agir directement ou indirectement, sont les suivantes :

L'*âge génital* de la femme ; la menstruation, en effet, par la congestion périodique de l'utérus et par la desquamation épithéliale qui l'accompagne, favorise l'infection, et cela explique la rareté de la métrite dans l'enfance et après la ménopause ;

Le *coït*, qui peut jouer à la fois le rôle de cause prédis_posante par l'éréthisme particulier qu'il provoque dans l'utérus, et de cause déterminante dans les cas de coït infectant.

L'*accouchement*, qui, par les déchirures du col qui l'accompagnent souvent, ouvre grandement la porte à l'infection ;

Les *congestions actives* de l'utérus (traumatismes, etc.), ou *passives* (constipation, etc.), peuvent aussi intervenir jusqu'à un certain degré dans la pathogénie de la métrite cervicale. Toutes ces causes prédisposantes n'agissent que d'une façon accessoire, et la vraie cause de la métrite cervicale est toujours l'*infection*.

Lorsque l'infection a lieu après un accouchement, elle porte sur l'utérus entier, c'est-à-dire que le col aussi bien que le corps sont envahis à la fois, et la métrite, au début, est *totale*. Lorsque l'infection est récente ou lorsqu'il y a métrite prolongée, avec envahissement des annexes, lorsqu'en un mot l'infection est généralisée aux trompes et aux ovaires, les lésions du corps utérin prédominent et il y a plutôt *métrite du corps*.

Lorsque, au contraire, l'infection se limite d'elle-même ou à la suite d'une intervention sur le col, lorsqu'elle date de longtemps et qu'il n'y a pas eu envahissement des annexes, lorsque le corps, primitivement atteint, a guéri et qu'il a repris son volume au bout de quelques mois, l'infection, chassée de partout, se cantonne sur le col qui, malade dès le début (car il ne peut pas exister une vraie métrite infectieuse sans participation du col), continue d'être malade, à cause de la forme de ses glandes, l'épaisseur et les anfractuosités de sa muqueuse, conditions qui favorisent les cultures microbiennes et les rendent rebelles aux agents thérapeutiques. Il y a alors prédominance des lésions du col ou *vraie métrite cervicale*.

D'après les données qui précèdent, on peut donc dire que la *métrite chronique est une métrite cervicale*.

Lorsque l'infection est d'origine blennorragique, il se passe quelque chose d'analogue, c'est-à-dire qu'à part les cas où, à cause de la virulence extrême, il y a envahissement de l'utérus entier, des annexes et du péritoine (et alors on a affaire à une métrite totale), l'infection s'installe insidieusement et se localise plutôt au col, de sorte que l'on peut dire que *la métrite blennorragique est une métrite cervicale*.

De toutes ces notions sommairement exposées, on peut tirer les conclusions suivantes, d'une haute importance pratique :

1° *Quand l'utérus est totalement infecté, la métrite du corps s'observe immédiatement après l'infection dans la période qui suit cette infection et cède généralement assez vite si l'on intervient.*

2° *Quand la métrite du corps se prolonge, elle est moins intéressante, relativement aux lésions annexielles qui jouent, dans ce cas, le rôle principal.*

3° *La métrite du corps disparaît généralement avec le temps, de sorte que la plupart des femmes qui présentent une inflammation utérine chronique avec des leucorrhées purulentes n'ont qu'une métrite cervicale.*

On comprend, sans peine, l'importance de ces données au point de vue de la thérapeutique, qui doit être différente dans chaque cas, et qui ne peut être efficace que si elle est bien appliquée. On s'explique ainsi facilement l'inutilité complète d'un traitement intra-utérin dans un grand nombre de métrites infectieuses chroniques, dans lesquelles on ne fait pas intervenir le traitement de la métrite cervicale qui, seul, serait utile et efficace dans ces cas.

CHAPITRE II

ANATOMIE PATHOLOGIQUE

La métrite cervicale présente, au point de vue anatomo-pathologique, quelques particularités à noter.

Le col utérin, à cause de sa situation, est accessible à la vue et on peut même à l'œil nu constater certaines de ses altérations. Comme pour toute métrite en général, ici aussi les lésions commencent par la muqueuse du col ; il y a donc d'abord de l'endométrite cervicale dont le processus pathologique ne diffère pas de celui de l'endométrite du corps. Plus tard, et assez rapidement, l'inflammation gagne le stroma musculaire et le système glandulaire et le col est alors pris en entier. Il y a alors des hypertrophies glandulaires considérables et des lésions inflammatoires du stroma conjonctif.

Mais ce qui caratérise surtout la métrite du col, c'est la fréquence extrême de formations kystiques et la participation plus fréquente à l'inflammation du parenchyme musculaire. A l'examen macroscopique du col utérin, on constate que la muqueuse cervicale présente des villosités de grandes dimensions qui constituent ce qu'on appelle les *polypes muqueux*.

Ces polypes prennent naissance lorsque les saillies de la muqueuse enflammée et bourgeonnante s'accentuent et se pédiculisent.

Ces polypes sont plus fréquents dans le col que dans le corps et leur volume ne dépasse guère celui d'une noisette. A l'examen microscopique, ces polypes présentent une surface accidentée. On y remarque des saillies irrégulières séparées par des dépressions glandulaires profondes. Sur cette surface l'épithélium manque le plus souvent et, lorsqu'il existe, il n'est jamais formé de cellules à cils vibratiles comme celui de la muqueuse utérine, mais c'est un épithélium cylindrique et quelquefois même pavimenteux. Lorsque dans ces polypes muqueux il y a prédominance des glandes irrégulièrement dilatées, on a affaire à des *polypes muqueux glandulaires ou folliculaires*. Souvent ces glandes peuvent subir la transformation kystique et on se trouve alors en présence des *polypes muqueux kystiques*. Ces polypes se présentent sous la forme de petits amas rosés semi-transparents ou violacés franchement pédiculés dans la cavité cervicale ou hors de l'orifice du museau de tanche lorsque leur pédicule acquiert un certain développement. Un grand nombre des glandes cervicales peuvent se distendre, devenir kystiques, renfermer un liquide filant, clair et transparent et constituer les *œufs de Naboth*.

Les œufs de Naboth sont formés d'une paroi conjonctive tapissée d'une seule rangée d'épithélium cylindrique ou cubique. Leur volume varie de celui d'un grain de millet à celui d'une noisette. Lorsque les œufs de Naboth sont nombreux et très développés, ils donnent lieu à la dégénérescence kystique du col et ils produisent des hypertrophies énormes du col utérin. Nous avons dit que l'endométrite du col ne tarde pas à se propager à la tunique musculaire, qui s'altère à son tour, et la métrite devient alors *parenchymateuse*.

Macroscopiquement la métrite parenchymateuse se

caractérise par une augmentation de l'épaisseur de la
paroi utérine et un agrandissement de la cavité. Au début, il y a une véritable thrombose des lymphatiques par
des abcès embryonnaires ; tout autour les fibres musculaires ont diminué ou disparu et le tissu conjonctif a pris
un aspect muqueux. Les vaisseaux lymphatiques sont
dilatés, mais ils ne contiennent pas du pus. Les vaisseaux
artériels se sclérosent et donnent au col cet aspect d'a-
bord mou et saignant, puis fibroïde et dur. Plus tard la
tunique musculaire présente un épaississement marqué du
tissu conjonctif et des parois musculaires, une véritable
sclérose, mais il ne se produit pas de rétractions cicatri-
cielles. Les espaces lymphatiques sont dilatés. Le col est
volumineux, mais pas augmenté de consistance, sauf
dans quelques cas où il acquiert une dureté presque cartilagineuse. La rétraction cicatricielle ne s'observe que
dans l'atrophie sénile, où l'on rencontre, à côté des fibres
conjonctives, des fibres élastiques en abondance. Dans
certaines formes de métrite parenchymateuse, on peut
rencontrer une hypertrophie ou même une hyperplasie
du tissu musculaire, ce qui expliquerait l'allongement
sus-vaginal du col.

La portion vaginale du col présente, au voisinage de
l'orifice externe, des lésions propres. Ces lésions consis-
tent en des plaques legèrement déprimées, à contours irréguliers, à surface grenue, de couleur rose ou rouge vif
qui tranche sur la coloration du reste de la muqueuse.
Ces plaques, qui ont l'apparence de véritables ulcérations, ont été considérées d'abord comme une véritable
maladie, et c'est Gosselin le premier qui en a fait une
dépendance du catarrhe utérin.

La constitution anatomique de ces plaques a été fortement discutée. Ruge et Veit ayant examiné plusieurs

de ces plaques au microscope, y ont trouvé un revêtement épithélial cylindrique et ils ont admis que les couches superficielles de l'épithélium pavimenteux stratifié tombaient et laissaient à la surface les cellules de la couche profonde qui proliféraient, d'où la longueur particulière et l'irrégularité de ces cellules cylindriques. De cette constatation de Ruge et Veit résulte que ces plaques, qui étaient considérées par Mayer et Scanzoni comme de véritables ulcérations, n'étaient pas des ulcérations.

D'autre part, Tyler-Smith et Roser ont soutenu une autre théorie pour expliquer la naissance de ces plaques. Ils ont attribué leur formation à un simple renversement au dehors de la muqueuse cervicale, qu'ils ont appelé *ectropion*, et ils n'ont pas voulu admettre l'existence d'ulcération ni même d'érosion vraie. La portion éversée de la muqueuse finit par prendre avec le temps les caractères de la muqueuse du museau de tanche, c'est-à-dire que l'épithélium de cylindrique devient pavimenteux : c'est ce qu'ils ont appelé l'*épidermisation de l'ectropion*.

Ces deux théories expliquent un grand nombre de faits, et l'ectropion de la muqueuse n'est pas rare, surtout lorsque le col a été plus ou moins profondément déchiré par un accouchement antérieur et mal cicatrisé. Mais il y a aussi des cas où ces plaques sont de véritables érosions caractérisées par l'absence de tout revêtement épithélial. La surface de ces érosions est généralement constituée par des papilles enflammées augmentées de volume et qui ont perdu leur épithélium (érosions papillaires). Quelquefois les œufs de Naboth font saillie à la surface de l'érosion (érosion folliculaire).

D'un autre côté, Fischel a interprété de la façon suivante la pathogénie de ces plaques dans certains cas. Chez le nouveau-né et l'enfant en bas-âge, l'épithélium cylindrique et les glandes se prolongent plus ou moins loin hors de l'orifice externe sur la surface du museau de tanche. Cette disposition, qui disparaît généralement chez l'adulte, peut persister sur une étendue plus ou moins longue, et ainsi s'explique ce fait que chez certaines femmes la moindre inflammation suffit à déterminer des érosions (ou plutôt des pseudo-érosions), tandis qu'elles manquent toujours chez d'autres, malgré l'inflammation la plus intense.

CHAPITRE III

SYMPTOMATOLOGIE

La métrite cervicale se caractérise par des *signes fonctionnels* et des *signes physiques*.

A) Les *signes fonctionnels* de la trachélite, qui sont ceux de presque toutes les affections des organes génitaux internes et qui ont été réunis dans un ensemble par M. Pozzi avec l'étiquette de *syndrome utérin* sont : la douleur, la leucorrhée, la dysménorrhée, la métrorragie. A ces symptômes pour ainsi dire cardinaux, il faut ajouter les symptômes qui se présentent du côté des organes voisins (de la vessie et du rectum), et les symptômes plus éloignés encore qui ont trait aux altérations de la santé générale.

a) *La douleur* qui attire la première l'attention des malades est spontanée. Cette douleur est moins accusée que dans la métrite du corps. Elle est d'abord intermittente et apparaît surtout à la suite des fatigues, de la marche ou du coït ; plus tard cette douleur devient constante. Elle peut siéger au fond de l'utérus ou occuper une des fosses iliaques, surtout la gauche, ce qui s'explique par la coexistence d'une légère salpingite catarrhale. Cette douleur habituellement vague se traduit par une sensation de pesanteur dans le bassin, et s'irradie vers les lombes où elle peut avoir son maximum vers le coccyx (coccygodynie); parfois il existe un point douloureux rétro pubien. Les douleurs irradiées sont plus communes et plus constantes. Les malades accusent des *maux de reins* intenses et, si on les fait préciser davantage le siège de leurs douleurs, on voit que ce siège est plus bas, au niveau du plexus sacré ou de la région lombo-sacrée. Ces douleurs siègent, en effet, au niveau des ligaments utéro-sacrés contractés douloureusement sous l'influence de l'inflammation du col et enflammés eux-mêmes.

Toutes les causes qui provoquent une congestion utérine, comme l'imminence des règles, les excitations sexuelles, la fatigue physique, les marches prolongées, les promenades en voiture, exagèrent ces douleurs et aggravent l'état des malades. Certaines malades présentent en même temps des phénomènes de vaginisme. Lorsque la métrite cervicale est consécutive à une déchirure du col, les tiraillements que les malades éprouvent au niveau des fosses iliaques sont unilatéraux ou plus accusés du côté correspondant à la déchirure du col.

b) *La leucorrhée* est un signe presque constant de la métrite cervicale. Cette leucorrhée tient à une sécrétion exagérée ou à une perversion des produits normaux des glandes et de l'épithélium de la muqueuse du col utérin, c'est-à-dire du mucus. Ce mucus, qui à l'état normal est limpide, transparent et peu visqueux, commence par devenir plus abondant lorque le col est enflammé et cette hypersécrétion se révèle à l'extérieur et constitue la *glaire ;* c'est alors que la malade présente de la leucorrhée et ce mucus qu'elle perd, en séchant sur le linge, l'empèse sans le colorer. Cette glaire, filante et claire au début, adhère fortement au museau de tanche dont un tampon d'ouate ne parvient pas toujours à la détacher. Si on essaie de l'enlever avec une pince, elle se laisse étirer et ne vient qu'en partie. Quand l'inflammation est plus intense ou date de plus longtemps, ce mucus clair se trouble, devient louche, blanchâtre par addition de débris épithéliaux et de leucocytes. Plus tard encore la sécrétion devient mucopurulente ou franchement purulente et tache le linge en jaune clair ou jaune verdâtre. Si, en même temps, il y a rupture des capillaires, la sécrétion est alors teintée en rouge, elle est sanguinolente. Par conséquent, aux divers degrés d'acuité et d'ancienneté de l'inflammation correspondent des aspects différents du liquide sécrété. L'abondance de la sécrétion est souvent telle, que les femmes doivent être constamment garnies. Ces sécrétions, en dehors des débris épithéliaux et des leucoytes, contiennent de nombreux microorganismes appartenant à des types différents.

c) *La dysménorrhée* ou menstruation douloureuse existe très souvent dans la métrite du col et tient souvent à divers obstacles mécaniques qui empêchent l'expulsion du flux menstruel. Souvent les règles sont plus abondantes et durent plus longtemps que d'habitude, c'est-à-dire qu'il y a *ménorragie ;* souvent aussi elles existent sous forme de véritables hémorragies intermenstruelles accompagnées quelquefois de caillots, il y a alors des *métrorragies.* Ces ménorragies et ces métrorragies sont plus fréquentes chez les femmes qui ont laissé leurs lésions cervicales s'invétérer et donner lieu progressivement à de la métrite parenchymateuse totale.

d) La *métrorragie* ou hémorragie intermenstruelle s'observe souvent dans la métrite cervicale et contribue à mener les malades qui en sont atteintes à un degré extrême de pâleur et d'anémie et à les rendre incapables de tout travail. Leur facies aux traits tirés, aux yeux cernés, au teint plombé (facies utérin) et les accidents que ces malades accusent font souvent penser à toute autre maladie qu'à celle qui est vraiment en cause. Ces métrorragies, au lieu de diminuer par l'approche de la ménopause, persistent et augmentent souvent en quantité.

Ces hémorragies, en dehors de l'anémie qu'elles déterminent, donnent souvent lieu à une véritable dysménorrhée. En réalité, la muqueuse intracervicale enflammée et turgescente, rétrécit le calibre de la cavité qu'elle tapisse par agglutinement des rebords muqueux de l'orifice utérin, et provoque ainsi une certaine rétention des sécrétions utérines. Ceci explique facilement les coliques violentes que certaines malades ressentent au moment de l'apparition du sang menstruel ou des pertes intermenstruelles.

Cette douleur qui accompagne si souvent les règles, cette dysménorrhée douloureuse peut encore tenir à d'autres causes que l'obstruction mécanique du canal cervical.

C'est ainsi que le spasme des parois de l'orifice utérin, généralement intermittent, peut, chez les femmes nerveuses surtout, provoquer des douleurs assez intenses à l'occasion de l'excitation menstruelle de l'utérus et donner naissance à ces douleurs. Une autre cause assez fréquente des douleurs est la flexion du corps utérin sur le col. L'antéflexion ou la rétroflexion de l'utérus, qui accompagnent souvent la métrite cervicale, produisent un obstacle à l'écoulement libre du sang menstruel, d'où rétention du sang en arrière de l'obstacle, formation des caillots et, par conséquent, contractions douloureuses de l'utérus.

Nous avons dit, au commencement même de ce chapitre, que la métrite cervicale, en dehors des signes fonctionnels pour ainsi dire locaux qui constituent les symptômes cardinaux que nous avons passés en revue, retentit aussi sur les organes voisins dont elle trouble les fonctions et sur la santé générale elle-même. Il nous reste maintenant à examiner ces symptômes de voisinage et les troubles généraux et éloignés qu'elle peut engendrer.

Deux organes voisins sont surtout influencés par cette inflammation cervicale, la vessie et le rectum. Du côté de la vessie, on peut remarquer, en effet, du ténesme vésical avec mictions beaucoup plus fréquentes qu'en état normal et sensation de brûlure dans l'urètre au moment du passage de l'urine. Du côté de l'intestin, on observe de la constipation qui, déjà fréquente chez les femmes en général, devient plus fréquente et plus tenace encore dans ces cas. Nous avons déjà assez insisté, dans le chapitre de l'étiologie et de la pathogénie de la métrite cervicale, sur l'effet préjudiciable que la constipation joue vis-à-vis de l'inflammation utérine qu'elle entretient par une sorte de congestion passive de l'utérus.

Mais la métrite cervicale, avons-nous dit, retentit aussi à distance et provoque des désordres et des troubles de la santé générale. L'appareil digestif, par exemple, est très souvent atteint. L'appétit diminue, devient capricieux, les digestions lentes et pénibles ne tardent pas à déterminer un état de dénutrition assez marqué. Il existe souvent de la gastralgie, des nausées, des vomissements. Du côté de l'appareil respiratoire on observe de la dyspnée (asthme utérin), de l'oppression, une toux sèche et quinteuse (toux utérine), de l'aphonie, etc. L'appareil cardio-vasculaire aussi n'échappe pas à cette influence morbide. Ainsi on observe souvent des palpitations, de l'essoufflement, parfois même de l'œdème des jambes, qui peuvent mener à des erreurs de diagnostic si l'on ne pratique pas un examen approfondi de la malade.

On comprend sans peine qu'une perturbation générale des fonctions les plus importantes de l'économie ne peuvent pas durer sans attirer des conséquences fâcheuses du côté de la nutrition générale. L'assimilation, en effet, se faisant d'une façon incomplète, les malades ne tardent pas à maigrir assez rapidement et à présenter le visage pâle des anémiques, car l'anémie, qui peut être plus ou moins marquée d'après Bennet, est le résultat, d'une part, de ces troubles de la nutrition, d'autre part des hémorragies menstruelles ou intermenstruelles dont les femmes sont éprouvées.

Mais de tous les troubles éloignés provoqués par la métrite cervicale, les plus fréquentes et les plus importantes sont évidemment les troubles nerveux déterminés d'une façon réflexe par la lésion utérine. La céphalalgie est excessivement fréquente dans les métrites du col. Cette douleur de tête varie en intensité suivant les différents cas ; elle s'observe le plus souvent au sommet de la tête et à la région frontale, quelquefois continue avec exacerbation par l'exercice ou d'autres causes; dans d'autres cas, elle se manifeste simplement par une migraine permanente. Quoi qu'il en soit, cette douleur est toujours sourde et les malades la comparent souvent à un poids qui pèserait sur leur tête. Emmet a cité, en outre, des névralgies d'origine réflexe frappant jusqu'aux nerfs sous-orbitaires et disparaissant avec le traitement. D'autres phénomènes de psychose et de névrose ne tardent pas à éclater et, sans aller aussi loin que M. Landouzy, qui admet que l'inflammation du col utérin est toujours le point de départ de l'hystérie, on ne peut pas nier les relations étroites qui existent entre l'hystérie et l'appareil de reproduction.

La neurasthénie, sous des aspects les plus variés,

n'est pas rare dans les affections utérines et, tout récemment, Huchard, Mathieu, Pozzi, Doléris, Pichevin, Siredey, etc., ont beaucoup insisté sur ce fait qu'ils ont étudié avec détails. On a cherché à interpréter de différentes façons la production de ces phénomènes et le mécanisme d'après lequel les troubles des organes génitaux peuvent retentir sur le système nerveux central.

Il est un fait incontestable, sur lequel Charcot a attiré l'attention : c'est que la prédisposition héréditaire joue un rôle très important dans la naissance de la neurasthénie ; et, si l'on ajoute à cette cause, d'une part la vive impression que les affections des organes génitaux provoquent d'une façon générale sur les malades et, d'autre part, la suggestion qui, dans ces cas aussi, n'est pas étrangère, on s'explique facilement l'existence de la neurasthénie avec tout son cortège symptomatique.

La coexistence des divers autres phénomènes pathologiques ne fait qu'entretenir et aggraver les troubles nerveux. Ainsi, les troubles digestifs, les déplacements viscéraux ou ptoses, auxquels Glénard a fait jouer un si grand rôle, ne sont pas évidemment sans effet sur la dépression nerveuse.

Tous ces troubles nerveux, qui ne constituent en somme que de simples symptômes, peuvent, en s'accentuant et s'aggravant de plus en plus, donner lieu à une véritable cachexie neurasthénique, à un état de *nervosisme* tel qu'ils constituent alors une complication vraie, sur laquelle nous reviendrons un peu plus loin dans le chapitre des complications.

B) *Signes physiques* : L'examen local fournit des renseignements de la plus haute importance. Pour pratiquer cet examen qui donne les signes physiques, il faut placer la malade dans la position dite *obstétricale* et recourir au triple procédé d'exploration employé presque constamment en gynécologie : le *palper*, le *toucher* et l'*examen au spéculum*. Les précautions antiseptiques nécessaires doivent toujours précéder cette exploration.

Par le *palper*, qu'il faut le plus souvent combiner au toucher, on sent l'utérus mobile dans tous les sens. Son volume, habituellement normal, peut être quelquefois légèrement augmenté et atteindre 8 et 9 centimètres de cavité et même plus. On constate souvent aussi des déviations utérines excessivement fréquentes dans la métrite cervicale, antéversion, rétroflexion, etc.

L'examen du col par le *toucher* nous renseigne sur sa consistance, son volume, sa forme, sa direction, sur l'état de son orifice, etc.

La consistance du col, en état normal, est telle que la sensation que le museau de tanche fournit au doigt explorateur ressemble à celle que fournit le lobule du nez (Dubois). Lorsque la membrane muqueuse qui tapisse le col utérin est le siège de l'inflammation, elle cesse de donner au toucher la sensation onctueuse qui lui appartient à l'état normal (Bennet).

Dans la première période de la maladie, la consistance du col devient déjà plus ferme et plus résistante qu'en état normal. Plus la maladie progresse, plus la consistance augmente au point de devenir dans quelques cas cartilagineuse et exceptionnellement même d'une dureté ligneuse. Quelquefois la dilatation kystique des glandes du col donne au toucher une sensation de rénitence et de fluctuation.

Le volume du col est également modifié. En y promenant le doigt, on sent que le col est tuméfié, gros, massif et distend le fond du vagin. Cette augmentation du volume du col est une hypertrophie réelle due à une dégénérescence sclérokystique et à une hyperplasie du tissu cervical, conséquence du processus inflammatoire. Ces cols hypertrophiés donnent aux malades une sensation de grosseur gênante plutôt que douloureuse, comme un corps étranger du vagin qui, suivant sa direction, pèse sur la vessie ou le rectum et provoque de la dysurie ou de la gêne de la défécation. Le col enflammé n'est généralement pas douloureux spontanément, mais il l'est souvent au contact.

La forme du col est aussi changée, ce qui peut, jusqu'à un certain point, être constaté par le toucher seul. C'est ainsi que si l'on délimite avec le doigt explorateur le col utérin on constate qu'il a perdu sa forme conique normale et il est devenu cylindrique ou plus ou moins renflé en massue. Quelquefois le col est tellement étalé qu'il disparaît pour ainsi dire du vagin, comme s'il avait été sectionné de haut en bas. Il est aussi facile de constater par le doigt que les lèvres du col forment relief et qu'à leur surface un certain nombre de petits grains sont, pour ainsi dire, implantés. Ces corpuscules, dont le volume varie de celui d'un petit pois au volume d'une noisette, et qui contribuent grandement à l'hypertrophie du col, sont dus à des productions kystiques. Lorsque l'endométrite devient extracervicale et dans la cervicite qui succède aux déchirures du col, le doigt sent un bourrelet muqueux formé par la muqueuse enflammée et constituant un *ectropion* entre les lèvres cervicales. Ce bourrelet peut être rugueux, inégal, bosselé, ou, au contraire, lisse, plat, absolument épidermisé. Lorsqu'il y a ectropion de la muqueuse, les lèvres sont généralement éversées et cette éversion marche parallèlement au degré de l'ectropion muqueux. Si le col a été le siège des déchirures, le toucher permet d'apprécier leur étendue ou la cicatrice qu'elles ont pu laisser, si elles sont anciennes.

Quelquefois, le toucher permet de révéler sur une des lèvres du col, le plus souvent la postérieure, l'existence d'une nodosité dure, résistante, de consistance ligneuse beaucoup plus appréciable au toucher qu'à la vue. Cette nodosité, sur laquelle M. Bouilly a tout récemment particulièrement attiré l'attention dans le XIII° Congrès international de médecine, tenu à Paris en 1900, est due à une hypertrophie glandulaire localisée, qui a souvent donné des difficultés pour le diagnostic différentiel entre un cancer de l'utérus et une affection non néoplasique. Une autre hypertrophie glandulaire, sur laquelle M. Bouilly a également insisté, constituée par le développement exagéré des glandes de la muqueuse cervicale, se rencontre dans l'intérieur même de cette cavité au-dessus de l'orifice du museau de tanche. Cette lésion s'observe de préférence chez les nullipares ou les femmes dont le col n'est que peu déchiré. Elle siège presque constamment sur la lèvre antérieure du col à sa face interne; la lèvre postérieure est saine en général. Le col est gros en avant, beaucoup moins en arrière; la lèvre antérieure est hypertrophiée dans son ensemble. Le doigt qui pratique le toucher permet de constater un agrandissement de l'orifice externe qui peut admettre la pulpe de l'index ; il apprécie facilement le volume inégal des deux lèvres et reconnaît que la cavité cervicale est occupée et obstruée par une saillie siégeant à la face interne de la lèvre antérieure, saillie molle à sa surface et plus résistante à sa base. Cette saillie est beaucoup plus sensible à la pression que tous les autres points du col et le doigt en la déprimant, provoque une sensation douloureuse, quelquefois assez vive.

Le toucher permet aussi de constater le changement de

direction du col utérin, qui est plus ou moins rapproché de la vulve et le plus souvent refoulé en arrière.

L'orifice externe se présente au toucher sous les formes les plus variées. Il peut être largement béant ou représenté par une fente transversale ; il est généralement agrandi aussi chez les nullipares. Les bords ramollis et éversés se laissant déprimer par le doigt, pourraient faire croire à une grossesse antérieure. Mais très souvent chez les vierges et les nullipares, et surtout dans les formes inflammatoires compliquées de déformation conique,, l'orifice externe est très souvent rétréci, punctiforme, obturé par un bouchon de mucus.

En dehors de ces renseignements si importants qu'il fournit, le toucher peut encore nous renseigner sur les modifications des annexes et les complications qui peuvent coexister dans ce sens, dans la métrite cervicale.

L'examen direct du col utérin par le *speculum*, qui doit compléter et vérifier tout examen gynécologique, nous montre un col rouge violacé, enflammé, plus ou moins boursouflé, ayant la forme d'un gros cylindre et dont l'orifice externe est obstrué par un bouchon muqueux très adhérent. De l'orifice utérin s'échappe un liquide, d'une consistance variable, blanc jaunâtre, quelquefois strié de sang qui baigne les parties voisines. Les lèvres du col, considérablement hypertrophiées, portent disséminées çà et là de petites masses jaunâtres, arrondies, comme enchâssées dans leur tissu, qui ne sont autre chose que des kystes glandulaires. Ces lèvres sont renversées plus ou moins en arrière et sont souvent recouvertes par une portion de muqueuse endocervicale en ectropion. Quelquefois, le col, gros et volumineux avec des lèvres plus ou moins renversées, n'offre à sa surface aucune aspérité, sauf quelques kystes glandulaires, qui parfois viennent faire saillie à travers l'épithélium, et ont une apparence brillante, vernissée, comme nacrée.

L'orifice externe du col est fortement agrandi dans le sens transversal et se présente alors sous la forme d'une fente, aux extrémités de laquelle on peut constater l'existence des anciennes déchirures. Quelquefois les bords de cette fente prennent un aspect lobulé et plus ou moins déchiqueté, grâce à la multiplicité des solutions de continuité dont elle a été atteinte. Quoi qu'il en soit, l'agrandissement de cet orifice permet l'exploration aisée de la cavité cervicale dont la muqueuse a perdu sa souplesse normale et est devenue rugueuse et dure. Au voisinage de cet orifice, on constate l'existence de plaques légèrement déprimées, à contours irréguliers, à surface grenue, de couleur rose ou rouge vif, qui ressemblent à de véritables ulcérations et dont la constitution anatomique, comme nous avons déjà vu dans le chapitre d'anatomie pathologique, a donné lieu à de si vives discussions.

Ces différents signes physiques fournis par l'examen des malades associés aux symptômes fonctionnels que les femmes accusent, contribuent largement à faciliter le diagnostic de la métrite cervicale.

CHAPITRE IV

DIAGNOSTIC

Le diagnostic d'une métrite cervicale n'est pas aussi facile qu'on pourrait le croire de prime abord. D'une façon générale, les douleurs du bas-ventre que les femmes accusent et la leucorrhée attirent l'attention du médecin et imposent un examen gynécologique complet et minutieux.

Il faut d'abord faire le diagnostic précis s'il s'agit d'une vraie métrite cervicale d'origine infectieuse, ou tout simplement d'une *fausse cervicite*. Il existe en effet, à côté de l'inflammation cervicale vraie, due à divers agents pathogènes venus pour la plupart de l'extérieur, de fausses inflammations, de pseudo-cervicites. Ces fausses inflammations sont, d'une part, le catarrhe congestif non infectieux que l'on rencontre chez des jeunes filles vierges, chez les femmes arthritiques ou lymphatiques, après différentes maladies infectieuses et surtout la malaria, consécutivement à la rétention de débris placentaires ; d'autre part, cet état quasi-inflammatoire que l'on observe après l'accouchement, avant que l'involution utérine soit complète, et qui s'accompagne souvent d'ectropion de la muqueuse cervicale. Hepp a englobé ces pseudométrites sous le nom de *sclérose utérine* dont il a fait le sujet de sa thèse inaugurale inspirée par son maître M. Richelot,

qui, un an plus tard, en 1900, a repris et exposé cette
question devant la Société de Gynécologie, d'Obstétrique
et de Pédiatrie de Paris. La sclérose utérine, qui s'observe
chez les femmes nerveuses et arthritiques et à deux épo-
ques différentes de l'âge féminin, la puberté et la ménopause, peut donner lieu à des erreurs de diagnostic à
cause des troubles nerveux et digestifs qui l'accompagnent, si l'on n'y songe pas et si l'on ne procède pas à un
examen minutieux des malades.

Dans tous ces cas de pseudo-métrite il n'y a pas de
véritable inflammation, puisque l'élément essentiel, le
germe caractéristique, fait défaut ; cela explique pourquoi
si l'on applique dans ce cas le traitement purement antiseptique et le traitement de la vraie métrite, celui-ci échoue
ou même quelquefois aggrave l'état des malades.

La nature de la sécrétion peut, dans une certaine mesure,
servir à diagnostiquer une métrite vraie d'une fausse
inflammation. En effet, la leucorrhée métritique se présente avec des caractères qui la font facilement reconnaî-
tre. Au lieu de la goutte de mucus clair qui se voit
normalement dans l'orifice externe du col, on trouve, y
adhérant et souvent aussi à la partie supérieure du vagin,
des amas de glaires visqueux et purulents, impossibles à
enlever. Si l'on comprime le col entre les valves du spéculum bivalve, on voit cette sécrétion sourdre de l'utérus.
Généralement cet écoulement, qui provient d'une muqueuse
cervicale malade, est alcalin et empèse le linge.

Le diagnostic différentiel doit se faire aussi entre une
métrite cervicale et une métrite du corps. On a prétendu
que la nature et l'aspect de la sécrétion suffisaient pour
établir ce diagnostic. Ainsi on accepte d'une façon générale que l'écoulement cervical est jaune, peu visqueux,
tandis que l'écoulement qui provient du corps est gélati-

niforme, plus visqueux et que les métrorragies sont plus fréquentes dans la métrite du corps. Mais ces caractères ne sont pas assez nets et pathognomoniques pour que l'on puisse s'y baser.

Schultze a proposé un moyen de diagnostic entre ces deux inflammations qui peut être d'une grande utilité pour préciser la nature de la sécrétion, mais non pas le point de sa provenance. La méthode de Schultze consiste en ceci :

On prend un tampon d'ouate dégraissé, mouillé avec de la glycérine et dont on plonge la surface dans une solution de tannin et de glycérine à 25 0/0 : on l'applique, après nettoyage du vagin, à l'orifice externe du col et on l'y laisse pendant 24 ou 48 heures. La glycérine que le tampon contient agira sur les sécrétions, dont il subit le contact, de façon à leur retirer toute l'eau qui découlera à travers le tampon. Le résidu reste à la surface du tampon et peut être facilement récolté pour l'examen microscopique.

Kustner a également proposé une autre méthode pour pouvoir arriver au même résultat de diagnostic différentiel entre la métrite cervicale et la métrite corporelle. Voici en quoi consiste la méthode de Kustner : après dilatation préalable du col utérin pour faciliter l'introduction d'un tube de verre, on recueille le produit de sécrétion à son point de naissance. La méthode de Kustner n'est pas très pratique, car elle expose à des méfaits : d'abord, elle peut faire naître un état irritable de la muqueuse utérine qui n'existait pas auparavant ; en outre, cette méthode est dangereuse dans les cas d'endométrite aiguë.

Le siège de la douleur peut aussi, jusqu'à un certain point, faire soupçonner le siège du mal, car, d'une façon générale, la douleur siège surtout à la partie enflammée :

dans le corps de l'utérus et particulièrement au niveau de son fond dans le cas de métrite du corps ; au niveau du col, au contraire, si c'est ce dernier qui est malade. Malgré tous ces moyens, le diagnostic différentiel entre les deux métrites reste souvent en suspens, surtout lorsqu'il y a coexistence des deux lésions, et cela explique facilement les nombreux échecs de la thérapeutique utérine.

Le diagnostic doit se faire aussi avec les diverses ulcérations tuberculeuses ou syphilitiques qui peuvent siéger sur le col, et qui quelquefois ressemblent à ces plaques déprimées qui se rencontrent au voisinage de l'orifice externe du col utérin dans la métrite cervicale. Mais l'analyse minutieuse de leurs caractères, les antécédents des malades, la concomitance fréquente d'une foule de signes importants, permettent le plus souvent de faire facilement ce diagnostic.

Quelquefois, on peut hésiter à se prononcer entre une métrite cervicale et une grossesse au début, à laquelle il faut toujours penser. En réalité, le volume du col, sa consistance quelquefois mollasse, l'exagération de son aspect couperosé, le bouchon leucorrhéique de l'orifice externe, les retards menstruels, les troubles digestifs qui peuvent s'y joindre, ne font qu'augmenter les doutes. Pour éviter les conséquences funestes d'une grossesse méconnue, il faut aller prudemment et rechercher les signes complémentaires de celle-ci en examinant le volume du corps utérin, la couleur des grandes lèvres, les seins, etc., et il vaudrait mieux, pour plus de sûreté, attendre la prochaine menstruation avant d'intervenir d'une façon quelconque.

Mais le point le plus important et le plus difficile du diagnostic différentiel est sûrement celui d'une métrite cervicale et d'un cancer du col utérin. L'hésitation est surtout grande au début. On doit se baser pour faire ce diagnostic : sur les commémoratifs, l'âge de la malade, son état général, l'aspect du col, sa consistance et sur la nature, l'aspect et l'odeur de l'écoulement.

Le toucher, pratiqué à ce moment, au lieu de donner la sensation d'une surface boursouflée, œdématiée, papilliforme, mais peu accidentée comme dans la trachélite, fait sentir, dans les cas de cancer, des nodosités isolées, une perte de substance fortement bourgeonnante, anfractueuse, dont la consistance presque ligneuse contraste singulièrement avec la mollesse relative du reste du col. L'extrémité du doigt explorateur dégagera, en outre, dans le cancer, une odeur fétide, repoussante, difficile à faire disparaître et caractéristique du néoplasme.

Un signe qui est assez caractéristique du cancer, c'est la facilité avec laquelle l'ongle peut enlever facilement de petits fragments de la partie ulcérée, tandis qu'il éprouve de la peine à l'entamer dans les cas de métrite.

L'aspect de l'écoulement peut aussi servir pour faire le diagnostic différentiel. En effet, dans le cancer l'écoulement n'est pas mucopurulent et visqueux; il est séreux, roussâtre, analogue à de la lavure de chair et d'une fétidité fade très spéciale.

Au spéculum, l'ectropion muqueux offre une couleur plus ou moins rouge, le cancer se présente au contraire sous forme d'un bourgeon gris sale parsemé de points jaunâtres, « quand il n'est pas encadré par une végétation en chou-fleur » (Pozzi). Léon Lefort insistait surtout sur le signe suivant pour diagnostiquer le cancer du col utérin ; le *speculum bivalve* s'ouvre difficilement pour mettre à nu le col. il y a une sorte de rigidité du fond du vagin qui ne se laisse pas déplisser, et cela sans qu'il soit atteint par la néoplasie, tandis que lorsqu'il s'agit d'une métrite ulcéreuse le col est facilement saisi entre les deux valves du spéculum.

Par le palper combiné au toucher, si on trouve un utérus augmenté de volume, plus ou moins immobilisé, si les parois vaginales au lieu d'être souples, comme à l'état normal, paraissent indurées, il faut plutôt penser au cancer. On ne négligera pas dans ces cas indécis d'examiner aussi les ganglions tributaires.

Il faut aussi tenir grand compte, pour faire le diagnostic, du dépérissement des malades, de la teinte jaune paille, qui sont si accusés dans les cas de cancer, tandis qu'ils n'existent pas dans les cervicites, même les plus anciennes.

L'âge avancé des malades fera plutôt craindre un cancer. Mais si malgré tous ces signes, le diagnostic reste encore douteux, il faut avoir recours à l'examen microscopique d'une parcelle du bourgeon suspect enlevé à la curette.

Le diagnostic différentiel de la métrite cervicale avec un fibrome du col est assez facile pour que nous n'insistions pas.

CHAPITRE V

PRONOSTIC

Le pronostic de la métrite cervicale, sans être directement grave, est assez sérieux et peut même devenir
inquiétant par les désordres et les troubles de la santé
générale qu'elle provoque. En effet, l'anémie souvent
profonde dans laquelle elle jette les malades, la dénutrition qu'elle amène par les troubles digestifs si fréquents
qui l'accompagnent, provoquent un état de cachexie qui
menace souvent la vie des malades. Même dans les cas
les plus favorables, la métrite du col, par les douleurs
dont elle s'accompagne, la leuccorrhée constante et les
troubles nerveux qui lui sont fréquemment associés,
tient des malades si jeunes encore dans un état d'infir-
mité, puisqu'elle les empêche souvent de se livrer à leurs
occupations et aux exigences de leur état social.

La métrite cervicale est, en outre, une cause fréquente
de stérilité et d'avortement, si la conception a pu avoir
lieu. L'obstruction de l'orifice exteı..e par le bouchon
muqueux, l'influence nuisible des sécrétions mucopuru-
lentes sur la vitalité des spermatozoïdes, la difficulté pour

l'ovule fécondé de se fixer sur la muqueuse malade, expliquent suffisamment cette stérilité.

Le pronostic de la métrite est encore assombri par la possibilité des différentes complications auxquelles elle peut donner naissance et sur lesquelles nous insisterons dans le chapitre suivant.

CHAPITRE VI

COMPLICATIONS

« Soignez les métrites pour éviter leurs complications, disait Trélat ». Cette recommandation est, en effet, très juste, car la métrite cervicale peut donner naissance à une foule de complications qui sont loin d'être toutes d'une parfaite bénignité.

Les complications peuvent avoir lieu d'abord par propagation de l'inflammation au-delà des limites du col, propagation qui se fait par continuité des muqueuses. On voit ainsi l'inflammation passer du col à la muqueuse du corps et donner naissance à une *endométrite du corps*. La continuité de la muqueuse corporelle avec la muqueuse cervicale explique cette propagation facile qui a lieu dans tous les modes d'infection. L'inflammation continue sa marche ascendante et ne tarde pas à envahir la muqueuse annexielle et provoquer ainsi des *annexites* si fréquentes. La continuité et l'analogie de structure des muqueuses de l'utérus et de la trompe favorisent la propagation inflammatoire de l'utérus à la trompe et produisent des *salpingites*, dont nous n'avons pas besoin de démontrer la gravité.

L'inflammation de la trompe peut se propager au péritoine et donner alors lieu à de la *pelvipéritonite*. Cet envahissement du péritoine se fait, car les sécrétions inflammatoires de la trompe ne s'évacuent que rarement par l'orifice utérin qui est vite obstrué par le gonflement de la muqueuse d'une part, par les déviations de la trompe augmentée de volume et de poids d'autre part, tandis qu'elles se dirigent plutôt du côté de l'orifice péritonéal. On prévoit, sans peine, les dangers qui peuvent résulter de cet état inflammatoire du péritoine.

L'inflammation utérine peut envahir l'ovaire par l'inter-médiaire de la trompe et donner lieu à une *ovarite* soit aiguë qui aboutit à la dégénérescence microkystique et à l'atrophie de l'ovaire, soit chronique qui se caractérise par de vives souffrances et se confond alors avec la sal-pingite dont elle présente aussi la gravité.

Une autre complication moins grave que les précé-dentes, mais excessivement tenace est la *vaginite posté-rieure* qui est secondaire et résulte de la continuité du revêtement intra et extra-cervical.

En dehors de la propagation inflammatoire par l'inter-médiaire de la muqueuse, la voie lymphatique joue aussi un grand rôle et intervient d'une façon très évidente pour favoriser cette propagation. En effet, en raison de la solidarité et des connexions intimes des lymphatiques de l'utérus, de la trompe et de l'ovaire, cette propagation est non-seulement possible, mais excessivement facile.

Une autre complication assez grave de la métrite cer-vicale, dans laquelle les lymphatiques jouent le premier rôle pour la propagation de l'état inflammatoire, est la *cellulite pelvienne* et l'*abcès du ligament large*.

Les *lymphangites péri-utérines simples* et les *lymphan-gites périutérines suppurées* (abcès périutérins) consécu-tives à une trachélite sont loin d'être rares.

4

D'une manière générale, l'inflammation du col utérin retentit d'une façon fâcheuse sur les affections annexielles qu'elle entretient et, très souvent, il suffit d'un traitement des lésions cervicales pour faire disparaître comme par enchantement les phénomènes annexiels persistant jusqu'alors.

La métrite cervicale donne quelquefois lieu à de l'*atrésie* du col utérin. Cette atrésie acquise du col, qui n'intéresse que l'orifice interne peut être d'origine mécanique ou spasmodique. L'atrésie mécanique reconnaît pour cause l'hyperplasie de la muqueuse qui forme autour de l'orifice un bourrelet plus ou moins saillant de végétations glandulaires ou kystiques qui peuvent aller jusqu'à obturer la lumière du canal. L'atrésie spasmodique, inconstante et discontinue, résulte de la sensibilité de l'orifice utérin provoquée par l'inflammation qui siège à son niveau.

A cette atrésie utérine s'ajoute encore la flexion du corps de l'utérus qui contribue à l'occlusion du conduit cervical.

Les conséquences de l'obstruction du trajet cervical, sont la douleur et la rétention des sécrétions au dessus de l'obstacle qui constituent comme nous avons déjà dit la dysménorrhée douloureuse. La douleur quelquefois nulle ou légère peut, dans certains cas, devenir tellement intense qu'elle prend le nom de *névralgie utérine* ou *hystéralgie*. Cette douleur est particulièrement prononcée chez les névropathes.

Comme nous avons vu dans le chapitre de la symptomatologie, la métrite cervicale, comme en général toutes les métrites et les affections utérines, retentit sur le système nerveux, qu'elle trouble à des degrés différents. Cet état nerveux, qui est surtout prononcé chez les femmes prédisposées, peut, dans certains cas, passer de simple symptôme à une véritable complication, le *névrosisme.*

Serrigny, dans sa thèse inaugurale, étudie d'une façon détaillée les troubles mentaux qui dépendent des affections utérines. Nous empruntons à cette thèse, que nous avons lue avec beaucoup d'intérêt, les conclusions suivantes :

« Les affections utérines (métrites et déplacements) sont excessivement fréquentes chez les aliénées, dans la proportion de une pour trois.

» Ces affections peuvent retentir sur l'état mental et déterminer de la mélancolie sous toutes ses formes, des hallucinations, génitales en particulier, du délire de persécution, de la démonopathie, de l'érotisme et de la nymphomanie.

» Dans ces cas, les lésions génitales impriment au délire une direction propre et lui donnent un corps si bien que l'on peut parfois soupçonner ces lésions d'après les caractères des troubles mentaux ; de plus, la métrite contribue à entretenir le délire. Exceptionnellement, ces lésions peuvent occasionner à elles seules une psychose, mais elles interviennent comme causes adjuvantes chez les femmes prédisposées.

» La marche de la psychopathie ou du délire est soumise aux vicissitudes de l'affection utérine ; si celle-ci guérit, augmente ou persiste, le délire disparaît, reparaît ou devient chronique. Parfois la ménopause, en amenant la sclérose utéro-ovarienne, entraîne l'atténuation des troubles psychiques. »

Une autre complication, d'une importance moindre, que nous avons déjà mentionnée dans le chapitre du pronostic, est la *stérilité*, fréquente dans la métrite cervicale et l'*avortement* possible, si la conception a pu avoir lieu.

Il nous reste enfin à parler d'une dernière complication possible de la métrite cervicale, d'une gravité très grande et, par conséquent, d'une importance capitale ; nous avons nommé *la dégénérescence cancéreuse du col*. Quoique cette éventualité ne soit pas très fréquente et quoique les auteurs ne soient pas absolument d'accord sur ce sujet, les uns admettant avec Breisky la dégénérescence cancéreuse du col comme très fréquente, les autres, au contraire, niant cette possibilité, il existe malheureusement des exemples indéniables où cette dégénérescence cancéreuse a été de longtemps préparée par les lésions cervicales.

De tout ce qui précède, il résulte que, toutes les fois qu'un diagnostic précis de métrite cervicale a pu être posé, il ne faut pas tarder d'imposer un traitement approprié pour éviter toutes ces complications possibles, dont les unes, particulièrement dangereuses, exposent la vie des malades, dont les autres, moins graves, ne sont pas pour cela d'intérêt moindre pour les désordres qu'elles peuvent engendrer.

CHAPITRE VII

TRAITEMENT DE LA MÉTRITE CERVICALE

Le traitement de la métrite cervicale comprend deux parties : le *traitement local*, qui s'adresse à l'état inflammatoire ou ulcéreux du col, et le *traitement général*, qui vise l'état général des malades et s'adresse soit aux divers tempéraments des malades (arthritique, lymphatique), soit aux lésions et aux manifestations concomitantes (anémie, anorexie, vomissements, constipation, etc.).

Après avoir exposé sommairement les divers moyens thérapeutiques qui constituent le traitement général, nous insisterons davantage sur le traitement local, dont nous décrirons tout particulièrement une seule partie : le *traitement par les caustiques alcalins*, qui constitue le sujet même de notre travail, et nous ne dirons que quelques mots des autres procédés et modes thérapeutiques que nous n'avons pas la prétention de décrire ici et qui nous obligeraient de sortir du cadre de notre modeste étude. Quelques lignes d'historique n'auraient pas été de trop avant la description du traitement local par les caustiques alcalins.

Traitement général. — Dans la métrite cervicale, comme dans toutes les métrites, le traitement général joue un rôle assez important et aide fortement le traitement local.

Il est donc nécessaire, chaque fois que l'on traite une métrite cervicale, de ne pas se tenir seulement au traitement
local, mais de faire intervenir en même temps un traitement général selon les cas auxquels on a affaire et les indications qui l'exigent. C'est ainsi qu'on administrera, contre
l'anémie, les préparations ferrugineuses, qui agissent
avec succès, en leur associant un peu de rhubarbe pour
éviter la constipation, que ces préparations provoquent
habituellement, et qui est si préjudiciable à l'état inflammatoire du col utérin par la congestion passive qu'elle provoque de ce côté. L'hydrothérapie peut être employée avec
succès dans le même but ; il en en est de même de l'arsenic et du quinquina, qui, par sa qualité d'amer, peut
encore agir contre les troubles digestifs et stimuler l'appétit.

L'excitabilité nerveuse, qui accompagne presque toujours les inflammations utérines, et qui, en s'accentuant
de plus en plus, devient cet état particulier de surexcitation
décrit sous le nom de *névrosisme*, doit être combattue
aussi peu que possible par les bromures qui, non seulement fatiguent l'estomac et affaiblissent les malades,
mais qui les jettent très fréquemment dans un état d'abru-
tissement très marqué (M. Tédenat). D'autres antispas-
modiques que les bromures peuvent remplir le même but,
comme la valériane par exemple ; d'ailleurs, l'hydrothérapie, qui vise déjà un autre but, celui de combattre l'anémie, peut jouer, à la fois, le rôle de calmant du système
nerveux et agir contre cette excitabilité.

L'état constitutionnel des malades doit aussi attirer
l'attention du médecin. C'est ainsi qu'on administrera,
avantageusement, l'huile de foie de morue, les phosphates
et le chlorure de sodium aux lymphatiques ; les alcalins,

l'arsenic, les frictions sèches, etc., aux arthritiques et ainsi de suite.

Les eaux minérales sont surtout indiquées dans les cas torpides sans grande réaction ou pour maintenir et compléter les résultats favorables obtenus déjà d'une autre façon. A ce point de vue, les stations chlorurées sodiques (Salies-de-Béarn, Salins, Bourbonne-les-Bains, Balaruc, Aedipso, Loutraki) tiennent le premier rang. Puis viennent les eaux sulfureuses (Cauterets, Barèges, Amélie-les-Bains, Hypati, etc.), qui sont contre-indiquées chez les arthritiques, car elles pourraient ramener des poussées congestives. On leur préférera les eaux chlorurées bicarbonatées (La Bourboule, Royat, etc.).

Voilà sommairement en quoi consiste le traitement général, qui, tout seul, peut être suivi indéfiniment sans amener la guérison complète de la métrite cervicale, mais qui, convenablement associé au traitement local, l'aide puissamment et contribue largement à la guérison rapide et complète.

Traitement local. — En dehors des complications que nous avons mentionnées plus haut dans un chapitre spécial, dont chacune peut nécessiter un traitement approprié et dont nous n'avons pas à nous occuper ici, le traitement local comprend :

Le *repos*, qui doit être complet et absolu dans la métrite aiguë et relatif dans la métrite chronique. Le repos est surtout de rigueur au moment des règles.

Les *cataplasmes laudanisés* sur le ventre ou plutôt les larges compresses mouillées d'eau froide recouvertes d'un taffetas gommé et fréquemment renouvelées (Priessnitz) combattent avantageusement la douleur.

Les *grandes injections vaginales* chaudes et antisepti-

ques (au sublimé, au lysol, au permanganate de potasse,
etc.), prises dans le décubitus dorsal le siège légèrement
élevé et au nombre de deux au moins par jour, sont absolument indiquées. Leur effet est double, elles agissent par
leur force antiseptique contre les germes pathogènes du
col utérin et du vagin et par leur chaleur contre l'inflammation cervicale.

Les *lavements glycérinés* sont très utiles, car ils combattent la constipation qui entretient la congestion pelvienne et, par conséquent, la métrite.

Lorsque la métrite cervicale consiste en une endométrite légère et récente, les *tampons à la glycérine*, incor-
porée d'une substance antiseptique (iodoforme, salol,
tanin, résorcine, ichtyol, etc.), peuvent agir favorablement, et, associés aux autres moyens du traitement local
passés déjà en revue, suffire pour la guérison de cette
inflammation.

Lorsqu'au contraire les lésions du col sont anciennes,
lorsqu'il y a des érosions étendues, profondes ou bourgeonnantes, lorsqu'en un mot il y a une vraie métrite cervicale, c'est-à-dire chronique, il faut alors recourir à d'autres moyens thérapeutiques, parmi lesquels la cautérisation du col utérin occupe une grande place.

Avant de nous occuper de la cautérisation du col utérin,
nous devons dire quelques mots des différents autres
moyens préconisés tour à tour pour le traitement de la
métrite cervicale.

Tous ces moyens, qui sont déjà très connus et que
nous n'avons pas l'intention de décrire ici, sont, pour la
plupart, du domaine chirurgical. Tels sont : l'*opération
de Simon-Marcwald*, qui consiste en l'amputation du col
à deux lambeaux ou excision biconique à lambeaux coni-
ques ; l'*opération de Schrœder* ou amputation du col à

un seul lambeau ou excision de la muqueuse ; l'*opération
d'Emmet* ou trachélorraphie et le *hersage de Doléris* avec
sa herse coupante.

C'est en dehors du cadre de notre travail, cette description du manuel opératoire de ces différents moyens dont
nous ne contestons nullement la valeur thérapeutique et
que nous considérons seulement passibles de quelques inconvénients irréfutables : leur gravité relative à la bénignité absolue de la cautérisation, leur exécution difficile qui
demande une main chirurgicale habituée à des manœuvres
pareilles, l'anesthésie qu'elles nécessitent, qui n'est pas
toujours exempte de dangers et le repos absolu qu'imposent aux malades des opérations de ce genre.

A côté de ces quatre opérations dont nous avons déjà
parlé, il faut placer quelques autres moyens thérapeutiques préconisés dans ces derniers temps pour le traitement de la trachélite.

En 1891, Touvenaint, dans sa thèse inaugurale, propose le traitement de la métrite du col par les *injections
interstitielles* d'une solution de créosote au 1/3 (créosote,
glycérine et alcool, parties égales).

En 1898, Landau le premier préconise l'emploi local
de la *levure de bière fraîche* contre la leucorrhée. Deux
ans plus tard, M. Petit revient sur la question et insiste
autant que Landau sur ce mode de traitement, dont il
vante les bons résultats.

Tout récemment, Pouey a proposé un procédé pour la
cure radicale de la cervicite, qui consiste *à enlever par
une incision circulaire, faite autour de l'orifice externe du
col, un long manchon musculo-muqueux*. Mais comme le
procédé de Pouey n'est, en somme, qu'une opération chirurgicale, il est sous le coup des mêmes accusations qu'on

peut attribuer à tous les moyens chirurgicaux de la
trachélite.

Nous n'osons pas nous prononcer sur la valeur thérapeutique de ces trois procédés, que nous n'avons jamais
vu appliquer, sans contester pour cela les effets curatifs
que leur attribuent leurs auteurs.

Nous nous croyons donc autorisé, pour toutes ces
raisons, à recommander la cautérisation du col utérin
par les différents caustiques et particulièrement par les
caustiques alcalins, cautérisation qui doit toujours marcher de pair avec un traitement général approprié à chaque
cas particulier.

Cautérisation du col utérin. — La cautérisation du col
de l'utérus se fait de différentes façons que nous allons
maintenant exposer. Mais avant de parler des différents
moyens de cautérisation cervicale et de leur mode d'emploi, nous croyons utile de donner un aperçu historique
de la cautérisation en gynécologie.

Historique. — Avant 1842, parmi les nombreux agents
de cautérisation du col utérin qui ont été proposés, un
petit nombre seulement avait pris place dans la pratique.
Les agents les plus usuels à cet effet étaient le *cautère
actuel* (par le fer rouge), le *chlorure de zinc*, le *nitrate
acide de mercure*, le *nitrate d'argent* (sous forme de
crayon), la *potasse caustique* et la *pâte de Vienne* (5 parties de potasse et 6 de chaux vive).

De ces divers caustiques le *cautère actuel* (très avantageusement remplacé maintenant par le thermo-cautère),
malgré sa réputation ancienne, n'est entré dans la pratique chirurgicale qu'après la pratique de Jobert de Lamballe. Le *chlorure de zinc*, vanté par Dumontpallier sous

forme de crayon, et malgré les recommandations de Bonnet, de Lyon, fut très vite abandonné à cause de son application difficile, de son action lente et de son effet coagulant qui finissait par provoquer des atrésies du col. Le *nitrate acide de mercure*, qui était employé assez souvent, n'agissait que superficiellement et son application était excessivement douloureuse ; il a en plus souvent provoqué la salivation mercurielle. Le plus facile à manier et le plus en vogue était le *nitrate d'argent*, mais son action était encore superficielle et la cautérisation qu'il produisait était minime ; de sorte que Filhos, qui s'en servait couramment, l'accuse d'inefficacité chez des malades qu'il a cautérisés 20, 60, 80 fois sans aucun succès.

Pour toutes ces raisons Dupuytren et Amussat se sont adressés à la *potasse caustique*. Mais la potasse caustique, dont la puissance destructive est très grande, présentait un inconvénient sérieux. Elle se liquéfiait et fusait avec une telle facilité qu'il était très difficile de préserver la partie postérieure du vagin, où son contact produisait des escarres et même des perforations. Thiry, de Bruxelles, et Gendrin, de Paris, adoptèrent la *pâte de Vienne*, qui malgré sa forme pâteuse n'était pas malheureusement exempte des inconvénients de la potasse caustique.

Pour parer à ces inconvénients et sous l'inspiration d'Amussat, Filhos et Gallot (pharmacien de Paris), après de nombreuses expériences, ont réussi à trouver un caustique d'une puissance très active et qui présentait surtout cet énorme avantage de se liquéfier difficilement, de sorte qu'on pouvait limiter son action à l'endroit voulu, sans risquer de cautériser involontairement les parties voisines saines.

Ce caustique, qui n'est autre que le caustique de Vienne solidifié, est connu depuis, du nom de son inventeur, sous le nom de *caustique de Filhos* (potasse 5 parties, chaux vive 1 partie).

Amussat a fait un grand usage du caustique de Filhos dont il a obtenu des succès remarquables ; mais en France il n'y a pas eu beaucoup d'imitateurs d'Amussat. En Angleterre, au contraire, Bennet, qui a justement insisté le premier sur l'importance des lésions cervicales et la nécessité d'un traitement spécial, a reconnu les avantages du Filhos, dont il s'est servi sous une forme un peu modifiée par lui (potasse 2 parties, chaux vive 1 partie).

Filhos, en 1843 et 1817, par ses communications, fait ressortir les avantages et les heureux résultats de son caustique.

Philipeaux, en 1856, dans son *Traité pratique de la cautérisation*, ne dit que quelques mots seulement sur le caustique de Filhos et se contente surtout de faire connaître les préférences de Bennet pour ce moyen de cautérisation.

Aran, en 1858, dans ses *Leçons cliniques sur les maladies de l'utérus*, soutient aussi la pâte de Vienne solidifiée en partageant les opinions de son ami Bennet.

Scanzoni, en 1858, dans son *Traité pratique des maladies des organes sexuels de la femme*, après avoir cité les divers autres caustiques du col utérin insiste sur la puissance énergique du caustique de Filhos, qu'il reconnaît beaucoup plus actif que les autres.

Gallard en 1873, dans ses *Leçons cliniques sur les maladies des femmes*, ne se montre pas favorable à l'égard du caustique de Filhos, qu'il accuse, ainsi que tous les autres caustiques chimiques, d'inconvénients dont ils sont précisément exempts. Il dit que tous ces caustiques fusent facilement, de sorte qu'on ne peut pas limiter leur action à volonté, et que les escarres molles qu'ils pro-

duisent en se détachant facilitent la production des hémorragies secondaires. Les accusations de Gallard sont
très peu fondées, car un des avantages du Filhos est
précisément celui de ne pas fuser, de sorte qu'on peut
parfaitement limiter son action à volonté ; quant aux
hémorragies secondaires consécutives à la chute de l'escarre, elles n'ont jamais lieu.

Courty, en 1881, dans son *Traité pratique des maladies de l'utérus, des ovaires et des trompes*, donne la préférence au *caustique de Canquoin* (caustique au chlorure
de zinc) et aux cautères en fer effilés, droits et courbes
selon la pratique de Jobert de Lamballe. Il attribue, lui
aussi, et à tort, au caustique de Filhos des inconvénients
que réellement il ne présente pas. C'est ainsi qu'il considère la cautérisation par le Filhos aussi incertaine que
par les autres agents caustiques et il accuse d'une façon
générale tous les caustiques alcalins de produire une
escarre molle qui rend le sang diffluent et favorise les
hémorragies.

Richelot père se montre en France, après Amussat, le
plus fervent partisan de la cautérisation du col utérin
par le caustique de Filhos, et de 1850 à 1880, traite
toutes ses malades atteintes d'*engorgement du col utérin* par les cautérisations avec le caustique de Filhos.
Les résultats vraiment surprenants obtenus ainsi par
Richelot sont exposés sommairement dans les résumés
de ses 17 observations que nous donnons un peu plus
loin.

La question se trouvait là et on peut dire que le caustique de Filhos en particulier, et les caustiques alcalins en
général avaient été oubliés et avaient cédé, à tort, la
place à d'autres moyens thérapeutiques aussi efficaces, il

est vrai, mais d'un mode d'emploi beaucoup plus diffi
cile.

C'est de nouveau en 1893 que M. G. Richelot, dans un
cas de métrite cervicale associée à une légère métrite du
corps, ne pouvant pas recourir au curetage utérin et à
l'opération de Schroeder comme c'était son intention, car
la malade présentait des lésions cardiaques avec syncopes
fréquentes qui contre-indiquaient la chloroformisation et
toute intervention douloureuse, se souvint de la conduite
paternelle et s'adressa au caustique de Filhos. Le résultat
obtenu par M. Richelot dans ce cas particulier fut tellement heureux et tellement rapide, qu'il le décida d'y avoir
recours plusieurs fois après dans des cas analogues.

Plusieurs cas de métrite cervicale ont été ainsi traités
avec succès par M. Richelot qui, au mois de mai 1900,
fait une communication à ce sujet devant la Société d'obstétrique, de gynécologie et de pédiatrie de Paris.

Pendant que M. Richelot traitait ainsi ses malades,
notre maître M. le professeur Tédenat, de son côté et
d'une façon complètement indépendante, suivait dans
plusieurs cas pareils exactement la même tactique et
obtenait les mêmes heureux résultats.

Après ces quelques lignes d'historique, nous pouvons
exposer les indications de la cautérisation du col utérin
et son modus faciendi.

Indications de la cautérisation. — Quand la métrite du
col est encore superficielle, une cautérisation légère peut
être suffisante. On peut alors utiliser indistinctement
les différents agents de cautérisation dont certains agissent d'une façon très efficace. Ainsi on peut employer
avantageusement: la teinture d'iode, la créosote simple,
sous forme de glycérine créosotée (glycérine 3, créosote
1) ou associée sous forme de liqueur de Batley (teinture

d'iode 15, créosote 15, hydrate de chloral 4, glycérine
50), le formol au tiers ou au quart, la cautérisation ignée,
etc. Parmi ces divers agents de cautérisation superficielle,
le formol en solution est un des meilleurs que l'on pos-
sède. Il produit une escarre molle et agit doublement,
d'abord par la solution elle-même et ensuite par les
vapeurs qu'il dégage et qui fusent loin dans l'épaisseur
de la muqueuse. Il est surtout efficace dans les cas de
métrite cervicale d'origine blennorragique, dans lesquels
il a donné entre les mains de notre maître M. Tédenat
les meilleurs résultats.

Mais pour peu que la métrite cervicale devienne profonde et pour peu que le système glandulaire soit atteint
aussi, tous ces moyens deviennent insuffisants et il faut
alors agir d'une façon beaucoup plus efficace et se servir pour cela des caustiques alcalins : potasse caustique
(nous l'avons vu maintes fois employée par M. Tédenat
sans jamais donner lieu au moindre accident comme elle
a été accusée à cause de sa fusion facile) sous forme de
pastilles, pâte de Vienne, et surtout du caustique de
Filhos qui a été modifié dernièrement et porte le nom de
Néofilhos (de composition entièrement identique à celle
du Filhos, mais différant par sa forme rendue plus pratique et plus maniable).

Mode d'emploi.— Nous allons exposer en quelques mots
comment on doit procéder aux cautérsiations du col utérin. Nous ne parlerons que de la cautérisation avec le
Filhos ou le Néofilhos, car la cautérisation avec la potasse
caustique ou la pâte de Vienne se fait d'une façon identique.

On place la femme dans la position obstétricale et on
applique le spéculum. Par une injection antiseptique

chaude on nettoie le vagin et on applique dans le cul-de-sac postérieur un petit tampon d'ouate hydrophile pour préserver cette partie vaginale contre un léger suintement qui peut venir du col pendant la formation de l'escarre. Avec un instrument tranchant ou tout simplement avec l'ongle on racle l'enveloppe qui recouvre le caustique, et on fait saillir ce dernier d'un demi-centimètre en pressant légèrement sur le tube porte-caustique. Avec une pince à pansements utérins, on saisit le bout fermé du tube dont le bout découvert est mis en contact avec le col utérin.

La cautérisation du col utérin avec ces caustiques n'est pas un attouchement superficiel et rapide comme avec les autres substances caustiques. C'est un contact qui doit être prolongé jusqu'à la production d'une escarre profonde. Il faut donc appuyer et maintenir le caustique assez longtemps sur chaque partie du col, attendre que la muqueuse attaquée noircisse et devienne sanguinolente, le promener sur tous les points, l'arrêter davantage là où la lésion est plus accentuée, l'entrer à fond dans la cavité cervicale : de temps en temps essuyer l'extrémité du caustique avec un tampon de coton sec ainsi que le col utérin pour enlever cette sorte de bouillie qui le couvre et continuer ainsi jusqu'au moment où l'escarre noire est bien formée. Cette petite opération dure seulement trois à cinq minutes. Après la cautérisation on applique sur le col utérin un tampon iodoformé ou salolé.

Cette cautérisation est très peu ou point douloureuse et, d'une façon générale, elle l'est un peu plus chez les femmes nerveuses et lorsque le col utérin est sensible au toucher. Mais la sensibilité du col ne persiste pas longtemps et on la voit s'éteindre au bout de trois ou quatre séances.

Après la cautérisation, surtout en clientèle privée, la malade peut rentrer chez elle et rester au repos toute la journée, allongée si cela lui est possible. Le lendemain la malade enlève le tampon vaginal et prend tous les jours des injections vaginales, antiseptiques et chaudes. Si la femme n'a pas d'occupations pénibles elle peut, les jours qui suivent la cautérisation, vaquer sans danger à ses occupations ménagères.

Généralement on fait une cautérisation pareille par semaine, et il est bon d'attendre, avant de faire une nouvelle cautérisation, que l'escarre de la cautérisation précédente soit détachée. Le nombre des cautérisations varie de 8 à 12, et on doit s'arrêter lorsque dans l'intervalle des deux séances la plaie est cicatrisée et ne présente pas un aspect vif.

Ordinairement, dès la deuxième cautérisation, on voit un changement d'aspect : les surfaces bourgeonnantes et sanieuses ont fait place à une plaie rose de bon aloi.

Comme on est maître du caustique et qu'on peut limiter son action à l'endroit voulu, on réussit, par des cautérisations successives de la même partie, à faire disparaître la muqueuse et les glandes malades, et à rendre les lèvres grosses et massives, minces et normales.

Si l'on examine, deux ou trois semaines après la fin du traitement, le col utérin d'une femme ainsi traitée, on constate qu'il a un volume presque normal et qu'il présente la forme d'un col sain; il est souple et son orifice externe est arrondi ou fendu, facilement perméable. Dans les observations que nous apportons un peu plus loin et d'après les remarques de M. Richelot, il n'y a jamais d'atrésie du col consécutivement à ce mode de traitement, ce que prouve la *menstruation normale* qui suit ce traitement.

5

Les cautérisations du col utérin retentissent d'une façon heureuse sur le corps de l'organe et peuvent très
souvent guérir une métrite du corps, qui fréquemment,
comme nous l'avons fait remarquer au début même de
notre travail, et comme Bennet l'a démontré le premier, est sous la dépendance d'une métrite du col et
guérit quand on traite cette dernière.

Nous insistons encore une fois et pour toujours sur
ce fait que nous avons déjà avancé, qu'il faut, en rè-
gle générale, associer au traitement local de la métrite
cervicale un traitement général approprié à chaque cas
particulier.

Remarques. — On a toujours accusé et on accuse
encore aujourd'hui les caustiques alcalins de produire
certains méfaits qui devraient, s'ils étaient réels, nous
rendre plus réservé et restreindre leur emploi.

Ainsi on leur reproche d'agir d'une façon infidèle et
mal limitée et, par conséquent, en cautérisant les parties
malades, on risque de voir la cautérisation s'étendre
aux parties saines environnantes, et cela malgré l'opé-
rateur. Nous avons vu, au commencement de ce chapitre, que cette accusation était complètement fausse
et qu'un des avantages des caustiques alcalins était
justement la possibilité d'une action limitée et leur fusion difficile.

Mais le plus grand reproche qu'on leur ait attribué
c'est d'exposer, par la formation d'une cicatrice con-
centrique rétractile, à des atrésies et des sténoses du
col. Mais M. Richelot, dans sa communication faite à
propos du traitement de la métrite cervicale par le
caustique de Filhos à la Société d'obstétrique, de gynécologie et de pédiatrie de Paris en 1900, affirme

qu'il y a des *grossesses* après l'usage de ce caustique.

Malheureusement nous ne possédons pas peut-être assez d'arguments pour défendre plus énergiquement encore l'opinion que nous émettons sur l'innocuité des caustiques alcalins, et porter à l'appui des avantages que nous leurs attribuons. Cela tient à ce que les malades qui ont été soumises à ce mode de traitement, et dont nous relatons plus loin les observations, n'ont pas pu être suivies toutes après la fin du traitement et leur sortie de l'hôpital, et elles ne nous ont pas tenu au courant de leur santé pour savoir si les menstruations qui ont suivi ce traitement ont été normales et indolores, et si par hasard elles ont eu des grossesses, la façon dont ces grossesses sont terminées.

Nous sommes donc obligé, pour soutenir notre opinion, de nous baser sur six observations, les I, II, XI, XII, XIII et XV de Richelot père, qui ont été suivies d'une *menstruation normale* et de *grossesses heureusement terminées* ; sur trois observations, les XIX, XX et XXI de notre maître M. Tédenat, sur la santé desquelles nous avons pu être renseigné et sur l'affirmation de M. G. Richelot, qui dans sa communication soutient que les *grossesses* sont possibles après ce traitement sans en citer malheureusement des exemples.

Quoi qu'il en soit, nous croyons que ce mode de traitement de la métrite cervicale peut rendre de réels services lorsque d'autres moyens thérapeutiques échouent ou lorsque les opérations chirurgicales proposées pour combattre les lésions du col sont contre-indiquées ou, pour d'autres motifs, impossibles à exécuter.

Nous admettons volontiers qu'il y a des cas de métrite cervicale tellement invétérée avec des lésions si profondes que la cautérisation du col avec les causti-

ques alcalins, malgré son action pourtant énergique,
peut rester inefficace. Dans ces cas, des moyens thérapeutiques plus radicaux sont nécessaires et les opérations portant sur le col sont alors tout indiquées.

D'accord en cela avec M. Pozzi, nous croyons l'amputation biconique du col ou opération de Simon Marc-
kwald préférable à l'amputation à un seul lambeau, ou
opération de Schroeder. Cette dernière opération est,
en effet, d'une exécution difficile, la confection du lambeau et de la suture y sont particulièrement laborieuses
et précaires, malgré l'ingénieuse technique préconisée
par Boryssowicz. L'affrontement exact et la suture complète sont rarement obtenus par la plupart des opé-
rateurs et telle est l'origine des rétrécissements post-
opératoires du museau de tanche causant la dysménorrhée et même la dystocie qui ont jeté un certain
discrédit sur les amputations du col.

L'amputation biconique modifiée suivant les circonstances est donc de beaucoup préférable.

OBSERVATIONS

Les 17 premières observations que nous exposons en résumé sont dues toutes à Richelot père et ont été publiées dans l'*Union Médicale* de 1883.

OBSERVATION PREMIÈRE

Il s'agit d'une jeune femme de 25 ans qui, à l'âge de 21 ans, a eu un premier accouchement naturel. A la suite de cet accouchement, symptômes utérins sérieux qui n'ont été combattus par aucun traitement. Consécutivement, trois fausses couches en quatre ans. *Engorgement considérable du col utérin avec antéversion prononcée de l'utérus augmenté de volume.*

Cautérisation du col avec le nitrate d'argent et la solution saturée de nitrate acide de mercure, très douloureuses et sans résultats avantageux.

Cautérisations avec le caustique de Filhos très peu ou même pas douloureuses.

Guérison en deux mois et demi environ, après *cinq cautérisations*.

Après ces cautérisations, les *règles, irrégulières jusqu'alors, viennent à leur époque normale ; la patiente, pour la première fois de sa vie, n'en éprouve aucune dou-leur.*

Enfin, trois mois après la dernière cautérisation, le col utérin offrait un *aspect à peu près naturel, et l'orifice cervico-utérin n'avait que les dimensions qu'il présente chez les femmes qui n'ont pas eu d'enfants.*

OBSERVATION II

Elle concerne une femme de **27** ans, souffrant depuis 10 ans, date de son premier accouchement. Ce premier accouchement, long et douloureux, a été naturel. Un voyage prématurément entrepris fut suivi d'une perte uté-rine grave, à laquelle succédèrent des phénomènes dou-loureux du côté des lombes et du bas-ventre. Seconde grossesse au bout de quatre ans, compliquée de douleurs abdominales qui persistent après l'accouchement. *En-gorgement du col utérin* traité sans succès pendant un an par la saignée générale, l'application des sangsues sur le col, de larges vésicatoires sur l'hypogastre, des frictions avec la pommade à l'iodure de plomb, des bains répétés, etc. Cautérisation du col utérin avec le caustique de Filhos, guérison complète après *huit cautérisations.*

Cette malade, qui habitait à 120 kilomètres loin, faisait chaque fois ce voyage et prenait à peine quelque repos, re-tournant chez elle par le train peu de temps après chaque cautérisation. Aucun accident n'a été causé par ces voyages.

Cette malade, à peine guérie, *devient enceinte* pour la troisième fois. Cette troisième grossesse a été doulou-reuse pendant les derniers mois. L'accouchement a été difficile, à cause du volume considérable du fœtus. Puis, il y a eu, à l'époque du retour de couches, un commen- cement de perte utérine, et la santé est devenue mau- vaise. Malgré de si fàcheuses conditions, le col utérin *n'a point été repris d'engorgement.*

<h2 style="text-align:center">OBSERVATION III</h2>

C'est une femme de 25 ans et demi qui, mariée à 19 ans, a eu un premier accouchement entièrement naturel à 20 ans. Elle a eu un second accouchement à 22 ans ayant exigé la version podalique et suivi d'une céphalalgie in- tense et prolongée et d'une pesanteur douloureuse au périnée qui rendait la marche impossible. C'est depuis cette époque que date son *engorgement du col utérin* traité pendant 3 ans environ et sans succès par les cau- térisations avec le nitrate d'argent répétées fréquemment, les bains de mer, les douches et les frictions sèches.

Guérison après *cinq cautérisations avec le Filhos et un traitement interne tonique.*

Cette guérison s'est maintenue longtemps après.

<h2 style="text-align:center">OBSERVATION IV</h2>

Il s'agit d'une femme de 38 ans, qui se dit souffrante depuis un an et demi seulement, sept ans après son troi- sième et dernier accouchement.

Mariée à 22 ans, elle a eu trois enfants. Ses trois cou- ches ont été naturelles et heureuses, sans suites mauvaises. Cette femme, qui n'a jamais eu de pertes blanches avant son mariage, présenta de la *leucorrhée* après son mariage et a beaucoup maigri.

Au bout de dix-huit mois de vie conjugale, elle a eu son premier enfant, et, ensuite, tout est rentré dans l'ordre, d'après le dire de la malade, du côté des organes génitaux.

Le sang de ses règles a été toujours peu coloré.

Sept ans après le troisième accouchement, la malade présenta des souffrances utérines, dont elle ne peut expliquer la cause.

L'utérus est abaissé et en rétroversion, son volume est augmenté, son col présente un *engorgement considérable*.

Pendant deux mois, la malade a été soumise aux cautérisations du col utérin avec le crayon de nitrate d'argent, faites, tous les huit jours, sans aucune amélioration durable.

Des cautérisations faites avec le Filhos produisent d'abord une sensation de brûlure que la malade dit percevoir au niveau de l'ombilic, mais seulement pendant l'application, et devenant de moins en moins douloureuse.

Guérison après *cinq cautérisations* avec le Filhos, suivies, chaque fois, d'un écoulement sanieux abondant.

Quelques mois après ce traitement, l'examen montrait un museau de tanche parfaitement sain et entièrement semblable à celui d'une femme qui n'a point eu d'enfants.

Le volume de l'utérus est celui d'un organe normal.

OBSERVATION V

Elle est relative à une femme, âgée de 30 ans, qui, réglée à 14 ans, a eu des règles toujours irrégulières ou insuffisantes, mais jamais de pertes blanches.

Mariée à 27 ans, elle a eu un accouchement normal et facile. Tout de suite après l'accouchement, lorsque la malade a essayé de se lever, elle a été prise dans le ventre de douleurs telles qu'elle ne pouvait pas se tenir debout.

Cette inflammation, caractérisée par une douleur considérable dans la région de l'utérus et de ses annexes, a été combattue par des applications de sangsues.

Puis, la douleur s'est localisée dans le pli de l'aine gauche et a rendu la marche impossible. Pendant deux ans environ, la malade n'a subi aucun traitement.

A l'examen de l'utérus, on constate de l'*engorgement cervical*.

La malade, soumise aux cautérisations par le Filhos au *nombre de trois* et à quelques cautérisations au nitrate d'argent, a guéri rapidement.

OBSERVATION VI

Il s'agit d'une femme de 37 ans, malade depuis onze ans.

Réglée à 16 ans, elle a été toujours régulièrement réglée jusqu'à son mariage. Ses règles ont été toujours très abondantes.

Mariée à 19 ans et demi, elle a eu son premier accouchement, qui se passa normalement à 21 ans. Deux ans et demi plus tard, second accouchement normal, mais douloureux; près la seconde nourriture, la malade commença à éprouver des troubles de la menstruation, des douleurs lombaires et abdominales, des symptômes gastriques graves et persistants. Il y avait en même temps un *énorme engorgement du col utérin largement ulcéré.*

Durée de l'état morbide pendant onze ans sans amélioration, malgré diverses médications générales.

Les cautérisations au nitrate d'argent, douloureuses, produisirent un certain effet favorable sur le col, mais non suffisant.

Quelques cautérisations au Filhos, et un *traitement général* amènent rapidement une guérison complète.

OBSERVATION VII

C'est une femme de 30 ans, malade depuis 8 ans.

Réglée à 10 ans, elle l'a été, à partir de l'âge de 15 ans, régulièrement tous les mois.

Avant son mariage, elle présentait une *leucorrhée* sous l'influence de la fatigue.

Mariée à 22 ans, elle a été *tourmentée, 6 semaines après son mariage, par une constipation opiniâtre et par des douleurs atroces en urinant; à partir de ce moment, le coït a été douloureux au point d'arracher des larmes à la malade, qui est devenue sujette à des élancements sourds dans tout le bas-ventre avec irradiations dans les reins et douleur à la pression sur la moitié gauche de l'abdomen.*

Cet état morbide n'a pas été combattu médicalement pendant les 4 premières années.

Après 4 ans, une aggravation des souffrances par une vive émotion morale, force la malade à recourir à un médecin.

Engorgement énorme avec ramollissement du col utérin. Les divers traitements généraux combinés à l'emploi local du nitrate d'argent, suivis pendant 4 années consécutives, n'amènent aucun résultat.

Quatre cautérisations avec le Filhos amènent, au contraire, la guérison.

OBSERVATION VIII

Femme de 27 ans qui a eu trois enfants à terme et trois fausses couches ; à la suite du troisième accouchement elle a eu de la *phlegmatia alba dolens*.

Quatre ans après cet accouchement et depuis 4 ou 5 mois, elle éprouvait un sentiment de faiblesse et de malaise indéfinissable. Elle s'est aperçue *que dans l'intervalle de ses règles, elle rendait du sang par le vagin.* Ce sang n'est pas abondant, n'est pas pur et il est évacué surtout pendant les efforts de la défécation. Elle n'accuse aucune douleur spontanée ni dans la région lombo-sacrée, ni dans aucun point de l'abdomen.

La pression par les doigts au niveau du pli de la fesse droite détermine localement une douleur aiguë qui s'irradie dans le côté correspondant du ventre où elle se fait sentir vivement, et jusque dans la cuisse.

Si quelque chose vient heurter contre ce point, la malade étant debout, il se produit une douleur assez vive. Le coït n'est jamais douloureux.

La malade présente *quelques pertes blanches.*

L'utérus est en rétroversion, augmenté de volume et douloureux à la pression directe.

Le col présente *un engorgement énorme.*

Un traitement général et local, émollient et calmant, reste sans résultat.

Cinq cautérisations par le Filhos et un *traitement général tonique* amènent promptement la guérison.

OBSERVATION IX

Malade âgée de 35 ans, souffrant depuis plus de 2 ans. Elle a eu trois enfants et les accouchements ont été normaux.

La paroi abdominale antérieure de la malade a été relâchée après son troisième accouchement datant d'un an, époque où commencent ses souffrances.

Ce relâchement de l'abdomen gêne la malade par son poids au point d'exiger un soutien.

Les symptômes accusés par la malade sont *des douleurs perçues dans la région lombaire, une pesanteur douloureuse dans le bassin, des irradiations douloureuses le long des cuisses, de la difficulté pour marcher, la marche produisant ou aggravant les souffrances, de l'impossibilité absolue de rester debout, immobile, un certain état dyspeptique et de la diminution marquée des forces.*

A l'examen, on constate *une augmentation du volume de l'utérus qui n'est pas dévié.*

Le col utérin est considérablement engorgé.

Des cautérisations antérieures au nitrate d'argent et des douches vaginales avec l'eau du Mont-Dore restent sans effet appréciable.

Sept cautérisations du col avec le Filhos, pratiquées de *huit jours en huit jours*, amènent la guérison.

Plusieurs mois après la dernière cautérisation, la santé se maintient parfaite et l'examen montre un col pareil à celui d'une femme qui n'a point eu d'enfants.

OBSERVATION X

Malade de 28 ans, qui a eu un accouchement normal à 26 ans 1/2.

Quelques mois déjà après l'accouchement la malade commença à souffrir.

Elle était faible et pâle, mangeait peu, digérait mal, et passait de mauvaises nuits. Elle ne pouvait s'asseoir que difficilement, la station assise déterminait des douleurs intense vers l'anus. La station debout est aussi pénible ainsi que la marche et la voiture.

L'examen montre : *le col utérin énormément développé, d'une dureté squirrhoïde. L'orifice cervico-utérin, étendu en largeur, était béant et laissait sortir un peu de matière glaireuse. D'ailleurs il y avait très peu d'écoulement par la vulve et les règles étaient assez régulières mais peu abondantes.*

Des traitements seulement généraux adressés à la malade ne donnent aucun résultat.

On soumet la malade à un traitement général tonique et à un traitement local énergique (à cause de la grande dureté du col), consistant en des cautérisations par le Filhos. *Dix pareilles cautérisations* amènent la guérison.

OBSERVATION XI

Il s'agit d'une femme de 28 ans qui souffre depuis huit mois, date de son accouchement. Cet accouchement, quoique long et douloureux, se termina heureusement.

Après cet accouchement, la malade n'avait pas reçu tous les soins nécessaires, elle n'avait pas gardé le repos assez longtemps et surtout elle avait repris trop tôt les relations conjugales avec excès.

Depuis cet accouchement donc, c'est-à-dire depuis huit mois, la malade n'a pas cessé de *souffrir du bas-ventre, des reins et de la partie interne des cuisses.*

A l'examen on trouve un *col énorme qui forme une tumeur saignante entre les grandes lèvres.*

Des traitements généraux antérieurs restent sans résultat, les souffrances continuent à augmenter.

La malade est soumise aux cautérisations par le Filhos et, au bout de deux mois et demi, *dix* cautérisations amènent presque une guérison complète, puisque *une grossesse survenue après ce traitement se termina heureusement et sans faire souffrir la malade.*

OBSERVATION XII

C'est une jeune malade de 23 ans, mariée depuis presque deux ans et n'ayant point eu de grossesse.

Cette femme souffrait dès son mariage. Avant le mariage les règles étaient régulières et assez abondantes.

Les premiers rapprochements sexuels furent horriblement douloureux, au point de déterminer des crises nerveuses qui duraient deux à trois semaines. Malgré ces accidents qui se renouvelèrent à chaque tentative de rapprochement, et quoique ses règles toujours régulières s'accompagnaient constamment de grands malaises, de céphalalgie, etc., qui la forçaient de s'aliter, la malade conserva pendant quinze mois les apparences d'une bonne santé.

Le seizième mois après son mariage, la malade eut à faire des voyages courts mais fatigants ; elle eut aussi des émotions morales pénibles ; et le dix-septième mois, ses règles, qui se compliquaient de vives souffrances dans le ventre, furent suspendues brusquement par une grande frayeur, mais se rétablirent peu de temps après spontanément.

A la suite de cette époque, elle prit quatre bains de rivière qui provoquèrent une courbature pénible ; et le quatrième ayant été suivi d'écoulement d'un peu de sang par la vulve, la malade abandonna les bains froids. Alors, pour la première fois, elle eut des *pertes blanches.* Elle éprouva en plus les symptômes suivants : *digestions pénibles, maux de tête, sommeil irrésistible l'après-midi, insomnies nocturnes. Le mois après, les règles furent plus pénibles que jamais, ventre si douloureux que le poids des draps est insupportable, tension douloureuse des seins, nausées dans la journée, maux de tête, névrosisme exagéré. Après cette époque la sensibilité du ventre a persisté pendant quelque temps, au point que la secousse de la voiture causait une vive souffrance.*

La malade, pendant tout le temps de ses souffrances, n'a subi aucun traitement, soit général, soit local.

A l'examen des organes génitaux externes, on trouve, à l'entrée du vagin, sur la paroi latérale, une large plaque rouge avec érosion, qui est le siège d'une douleur excessive et qui, probablement, est due aux tentatives de coït.

Le simple toucher est extrêmement pénible et il fallait beaucoup de courage à la malade pour supporter l'introduction d'un spéculum de petit volume.

L'utérus n'est ni abaissé ni dévié. Le col, douloureux à

la pression, offre tous les signes de l'*engorgement inflam-matoire ;* augmentation de volume, induration, surface lisse et luisante, rougeur vive avec granulations au pour-tour de l'orifice, qui est rond et laisse sortir un liquide glaireux, sanieux, abondant.

On soumet la malade aux cautérisations par le Filhos associées à des injections vaginales chaudes, de bains, etc. Après *quatre cautérisations* analogues, une guérison complète survient. Le museau de tanche se reconstitue, le coït n'est plus douloureux et une *grossesse* suit la gué-rison.

OBSERVATION XIII

Malade de 33 ans. Elle a été réglée à 15 ans et demi, et ses règles furent toujours régulières. Mariée à 17 ans, elle a eu, peu de temps après, une première grossesse maladive, mais l'accouchement fut normal. Deux ans environ après cet accouchement, elle a fait une fausse couche d'un mois. Quelques mois plus tard, une seconde grossesse, aussi maladive que la première et terminée également d'une façon heureuse. Cinq mois après le second accouchement, se manifestèrent de grandes dou-leurs dans les jambes et surtout dans les genoux et le cou-de-pied.

On applique 60 sangsues aux genoux et aux chevilles, en plusieurs fois en deux jours, pour combattre ces dou-leurs, qui arrachaient des cris aigus.

·Ces applications faisaient cesser les douleurs momen-tanément, mais les souffrances revenaient.

Les choses se passent ainsi pendant quatre ou cinq ans, pendant lesquels on prodigue les saignées, les sangsues et les potions calmantes. Les douleurs s'accompagnaient de crises nerveuses violentes. Pas d'appétit, pas de sommeil, affaiblissement, amaigrissement. Il y avait aussi des douleurs fréquentes dans les bras, dans les doigts, mais peu ou point dans les reins, le ventre et les cuisses. Les règles sont restées régulières, mais peu abondantes. Pas de pertes blanches.

Les sept dernières années avaient été très douloureuses.

Il y a trois ans, elle a eu une *perte utérine*, qui a duré cinq mois sans cesser jour et nuit. Puis, les règles ont diminué, de manière à se trouver réduites à un *simple suintement peu coloré*. Dans les intervalles des règles se sont produites des *pertes blanches* peu abondantes, sans odeur ni coloration.

Plus récemment, les règles avaient pris une mauvaise odeur.

La malade n'a jamais eu ni maux de reins, ni maux de ventre, mais la moindre marche, la moindre fatigue, déterminait de la douleur à la face antérieure des deux cuisses.

A l'examen des organes génitaux, on constate un *engorgement énorme du col utérin*.

On soumet la malade aux cautérisations avec le Filhos et aux injections vaginales.

On pratique en tout *dix cautérisations*, et la malade guérit dans l'espace de trois mois et demi.

Le col a repris sa forme et son aspect normaux et *la menstruation devient régulière et indolore*.

OBSERVATION XIV

Femme d'une trentaine d'années, mère de deux enfants, dont le dernier avait environ un an.

Après le second accouchement, l'involution a été incomplète. La malade éprouvait depuis des douleurs abdominales qui rendaient la marche impossible.

L'examen des organes génitaux montre un *engorgement considérable* de l'utérus entier et de *son col* surtout.

Cette femme a été traitée pendant un an par l'application du pessaire Gariel, qui permettait la marche, mais sans modifier avantageusement les organes malades.

La suppression du pessaire et le traitement de l'engorgement utérin par les cautérisations du col avec le caustique de Filhos amena la guérison au bout d'un mois et demi par *six* cautérisations.

OBSERVATION XV

C'est une jeune femme, qui, à la suite de son premier accouchement, commença à souffrir et à éprouver des pesanteurs et des douleurs dans le bas ventre et les reins, qui gênaient la station debout et l'empêchaient d'exercer sa profession de coiffeuse.

La portion vaginale du col présentait un *allongement hypertrophique* considérable pris pour un abaissement de l'utérus et traité comme tel par l'application d'un pessaire.

L'introduction du pessaire fut très laborieuse et fut suivie d'une exacerbation pénible des souffrances devenues insupportables. La suppression du pessaire amène déjà un soulagement relatif.

Quelques cautérisations du col avec le caustique de Filhos amènent la guérison en peu de temps, à tel point que la marche et l'attitude verticale sont indolores, et une *grossesse et un accouchement naturels* surviennent quelque temps après.

OBSERVATION XVI

Il s'agit d'une jeune femme chez qui un commencement de grossesse a été méconnu et des moyens violents employés pour rétablir la menstruation. La grossesse continue quand même son cours, et un accouchement à terme, douloureux, mais sans présenter aucun phénomène remarquable, a eu lieu.

Six mois après cet accouchement, une *métrite aiguë du col* survient, qui fut prise et traitée comme une pleuro-pneumonie.

Les symptômes, qui consistaient en une douleur atroce siégeant au niveau de l'hypochondre gauche et s'irradiant en avant vers le creux épigastrique, et en arrière au-dessous de l'omoplate : gêne de la respiration, perte d'appétit, fièvre vive, ballonnement du ventre, étouffements, etc., ne font que persister et s'accentuer.

L'examen des organes génitaux démontre un état d'*irritation inflammatoire* tel que le toucher même est impossible la première fois, à cause de la douleur qui existe.

Le premier traitement, constitué par des bains, lavements et injections vaginales, de nature émolliente et calmante et de vastes cataplasmes laudanisés sur tout le bas ventre et les lombes, amène une sédation marquée des phénomènes inflammatoires, au point de permettre l'introduction du spéculum.

Cet examen permet de constater un *engorgement considérable du col avec granulations et érosions*.

On soumet la malade aux cautérisations par le Filhos, qui amène une guérison rapide.

OBSERVATION XVII

Il s'agit d'une jeune femme qui a eu six enfants et qui souffrait toujours *entre ses règles par des hémorragies utérines graves*.

La malade toussait un peu et présentait de la gêne respiratoire, état morbide mis sous la dépendance des hémorragies utérines. L'affaiblissement de la malade était considérable, au point qu'elle ne pouvait pas quitter la chaise longue.

A l'examen, on constate un *développement notable et surtout un ramollissement du museau de tanche*.

L'application du fer rouge, tout indiquée ici, ne fut pas acceptée par l'entourage de la malade.

On a été obligé alors d'avoir recours au caustique de Filhos, qui fut appliqué en plein sur le museau de tanche.

Cette première cautérisation a fait sourdre un peu de sang autour du caustique, mais sans provoquer une *hémorragie proprement dite*; elle fut d'ailleurs suivie d'une modification salutaire des tissus.

Depuis lors, *sa leucorrhée est devenue très forte*.

Quand elle se leva, elle s'aperçut que sa *matrice descendait* et qu'elle urinait souvent (toutes les demi-heures environ).

La chute de la matrice a été complète dès le début. La matrice se montrait hors de la vulve, un mois après l'accouchement. La chute n'a pas augmenté. De plus, la malade souffre dans le côté gauche et le sacrum ; elle a parfois de fortes coliques. Elle a beaucoup maigri depuis ses couches.

État actuel. — Malade *nerveuse* avec artères petites. Cœur et poumons normaux ; appétit faible ; constipation habituelle ; mictions fréquentes.

Examen (pratiqué par M. Tédenat). — Abdomen à parois flasques : on sent à droite et en bas la corde colique. Vagin souple, non granuleux. Le *col présente des déchirures aux deux commissures*. Les deux lèvres sont *éversées* de longueur normale. Le col regarde directement dans l'axe du vagin. L'utérus est droit, sans flexion. Son fond est à gauche de la ligne médiane et en rétroversion (à 9 heures). Annexes droites en bon état, annexes gauches également. L'utérus paraît un peu élongué. A l'examen au speculum, le *col apparaît rouge, granuleux, éversé*. L'utérus mesure 7 centimètres.

Traitement. — Le 25 février, on commence à faire des *attouchements du col avec le Néofilhos*.

En même temps, on fait prendre à la malade des injections vaginales chaudes au lysol (à 5 %) et on la condamne à un repos relatif.

Le 1er mars, la malade nous apprend qu'elle n'a nullement souffert.

Le 9 mars, le col présente un meilleur aspect. *Deuxième* attouchement au Néofilhos.

Après la deuxième cautérisation, la malade fut capable d'entreprendre un voyage obligatoire.

D'autres cautérisations semblables ont été faites, et chaque jour de cautérisation, la malade *effectuait un long voyage* sans aucun accident.

Quatre cautérisations au Filhos et quatre cautérisations au nitrate d'argent ont suffi pour amener la guérison complète.

OBSERVATION XVIII

(Prise dans le service de M. le Professeur Tédenat par M. Soubeyran, chef de clinique.)

Marie V..., 26 ans, ménagère, de Marseillan, entre dans le service chirurgical de M. le Professeur Tédenat, salle Desault, n° 9, le 18 février 1903, pour une *métrite cervicale avec prolapsus génital.*

Antécédents héréditaires. — Nuls.

Antécédents personnels. — Femme de santé frêle, ayant toujours souffert de quelque organe, ayant toujours été anémique, sujette à s'enrhumer, sujette aux céphalées, aux vertiges, aux pieds froids.

Réglée à 17 ans ; irrégulièrement réglée d'habitude. Les règles manquaient souvent au début ; actuellement, elles avancent fréquemment. Elles durent trois, quatre jours, fortes, rouges, sans caillots, sans douleurs. *Leucorrhée* depuis son mariage. Mariée à 23 ans, dès les premiers mois elle souffrait du ventre, du côté gauche. Pas de fausses couches. Une grossesse à terme, il y a deux ans. L'accouchement fut normal et la malade resta un mois au lit sans se lever, avec de la fièvre, un abcès au sein (infection puerpérale).

Le 21 mars, le col a un aspect normal ; le progrès a été rapide et remarquable. On fait un attouchement de la cavité utérine avec le *formol* au 1/3.

Le 27 mars, le col est complètement guéri ; il a un aspect de col de vierge. Il existe encore un paquet de salpingite à gauche.

Le 31 mars, la malade *ne perd plus, ne souffre plus* et quitte l'hôpital *guérie.*

OBSERVATION XIX

(Professeur Tédenat)

Métrite cervicale chronique avec dégénérescence polypeuse de la lèvre postérieure du col. Excision des polypes. Cautérisations avec la potasse caustique. Guérison. Accouchement à terme deux ans après.

Mme G. To.., âgée de 26 ans, sans antécédents héréditaires notables, de constitution moyenne, a été réglée à 13 ans et régulièrement jusqu'à 19 ans, époque de son mariage. Deux mois après, elle eut des pertes jaunes accompagnées de vagues douleurs abdomino-pelviennes et des règles plus abondantes et plus longues (six jours au lieu de trois). Cette situation dura sept ou huit mois et prit fin à la suite d'une saison aux bains de Sylvanès, conseillée par le docteur Lapeyre (de Lodève). A 23 ans, accouchement normal. La mère put nourrir son enfant pendant 15 mois, sans fatigue. Un peu après le sevrage, menstruation abondante avec des caillots, durant de 8 à 10 jours, leucorrhée, douleurs au bas ventre et à la région lombo-sacrée. Des injections variées, une saison à Sylvanès, furent sans résultats et la malade très affaiblie, pâle, sans appétit, constipée, fut adressée par le docteur Lapeyre à M. Tédenat, le 6 novembre 1885.

Pâleur, chairs flasques, anorexie, digestions lentes, douloureuses, constipation tenace, céphalée totale fréquente.

L'utérus est en rétroversion non adhérent. Le col porte une déchirure profonde à la commissure gauche, ses deux lèvres sont tuméfiées, mollasses et couvertes de granulations. Il existe trois petits kystes du volume d'un grain de maïs à la lèvre supérieure. La lèvre inférieure porte une masse de polypes muqueux vaguement pédiculée, du volume d'une noisette.

Sensibilité du cul-de-sac latéral droit, où le doigt sent un peu d'induration, sans qu'il soit possible d'affirmer une véritable annexite. La malade est soumise aux injections créolinées chaudes ; un badigeonnage iodé est pratiqué sur le col et dans la cavité cervicale, dans un but d'antisepsie, le 8 et le 10 novembre.

11 novembre. — La masse polypeuse de la lèvre postérieure est complètement excisée aux ciseaux et la surface saignante est roussie au thermo-cautère. Ponction des kystes de la lèvre supérieure avec la pointe d'un bistouri et badigeonnage de tout le col avec la teinture d'iode. Pas de réaction inflammatoire, pas de douleurs. Dans les jours qui suivirent, la leucorrhée diminua sensiblement.

17 novembre. — Cautérisation appuyée de toute la surface interne du col avec une pastille de potasse caustique ; une lame épaisse de coton hydrophile, imbibée de solution phéniquée à 5/100, est placée dans le cul-de-sac postérieur, pendant la cautérisation, pour neutraliser la potasse qui pourrait fluer. Abondante irrigation avec une solution phéniquée à 1/100. Pas de réaction.

Cinq cautérisations semblables sont faites, et, le 26 décembre, la malade rentre à Lodève avec un col cicatrisé, souple, de bon aspect et de bonne forme, sans la moindre sténose.

Les pesanteurs lombo-abdominales disparurent rapidement, les règles devinrent et restèrent régulières et, en janvier 1889, *la malade accoucha facilement* et sans complications aucunes.

OBSERVATION XX

(Professeur Tédenat)

Métrite cervicale chronique. Énorme tuméfaction du col granuleux. Ménorragies, leucorrhée abondantes. Guérison complète après six cautérisations à la potasse. Grossesse quatre ans après.

Rose Chr., réglée à 14 ans tous les mois pendant trois ou quatre jours, sans douleurs et sans pertes blanches. Mariée à 21 ans ; six mois après son mariage accidents de métrite avec troubles urétro-vésicaux, d'ailleurs légers. Le docteur Cambassédès traita la malade pendant deux ans par des injections chaudes et des cautérisations avec le nitrate d'argent. Il fit une application du thermocautère (février 1886). Amélioration qui persista pendant quelques mois. En juin 1887, il montra la malade à M. Tédenat : femme anémique avec de l'anorexie, des digestions lentes, une constipation tenace, obligée de garder le repos à cause des douleurs qu'elle éprouve dans la région pelvienne. Corps utérin un peu augmenté de volume, légèrement incliné à gauche. Col gros, mou, avec érosions et quelques granulations sans lésions notables des annexes.

10 juin. — M. Tédenat pratique, avec l'aide du docteur Cambassédès, une cautérisation intracervicale avec la potasse caustique.

Ces cautérisations sont répétées de dix en dix jours par

M. Cambassédès et les injections chaudes sont continuées avec frictions sèches sur tout le corps, de grands bains salés, chauds. Amélioration rapide. Après la troisième cautérisation, faite le 3 juillet, les douleurs avaient entièrement disparu, la leucorrhée avait notablement diminué. Les règles ne durèrent que du 9 au 12 juillet et furent bien moins abondantes. Le 5 août, après la sixième cautérisation, le col avait pris un aspect normal et la malade se trouvait débarrassée de ses douleurs et de ses pertes blanches.

Pendant ce temps, M. Tédenat soigna et guérit, par des instillations et des dilatations, la gonorrhée du mari.

En septembre 1891, la dame C... *accoucha naturellement et sans accidents*. Elle n'a pas eu d'autres grossesses, mais sa santé est restée bonne et il n'y a plus eu de troubles du côté de l'appareil génital.

OBSERVATION XXI

(Professeur Tédenat)

Trachélite chronique. Annexite bilatérale. Métrorragies, leucorrhée. L'opération de Schrœder est refusée par la malade. Heureux résultats des cautérisations avec le caustique de Filhos.

Marie M.., 34 ans, lymphatique, a eu un accouchement à 21 ans terminé par le forceps. Depuis lors, elle souffre. Injections, applications de tampons glycérinés, cautérisations multiples faites par divers médecins, deux saisons à Lamotte n'ont donné aucun résultat appréciable.

La malade consulta, en janvier 1890, le docteur Teissonnière qui, frappé de son extrême pâleur, de l'état grenu du col volumineux et saignant, craignit un cancer et adressa la malade à M. Tédenat.

15 janvier. - Col gros, mou, avec une déchirure profonde à la commissure gauche. Nombreux kystes glandulaires. Deux polypes muqueux pédiculés, du volume d'un gros poids sur la lèvre postérieure.

Corps utérin en rétroversion. Annexite bilatérale à forme plastique, pas trop douloureuse.

M. Tédenat propose l'opération de Schrœder que la malade refuse, surtout par crainte de l'anesthésie.

Dix cautérisations du Filhos, faites de dix en dix jours et combinées avec des applications de liqueur de Battey, amenèrent une guérison à peu près complète. Le col reprit ses dimensions normales, un aspect lisse, sans la moindre sténose. Lentement l'état des annexes se modifia. La malade ne souffre plus et *est régulièrement menstruée* (1900).

OBSERVATION XXII

(Prise dans le service de M. le professeur Tédenat, par
M. Soubeyran, chef de clinique)

B... Marie, 33 ans, ménagère, de Saint-Germain, canton de Puylaurens (Tarn), entre dans le service chirurgical de M. le professeur Tédenat, salle Desault, n° 26, le 22 janvier 1903, *pour des métrorragies et des douleurs dans le ventre.*

Antécédents héréditaires : Père bien portant. Mère morte à 64 ans, d'hémorragie cérébrale. Deux frères bien portants, une sœur dyspeptique.

Antécédents personnels : Fièvre typhoïde à 24 ans. La malade, bien constituée, fut réglée à 13 ans, régulièrement tous les mois pendant 5 ou 6 jours, sans caillots, sans douleurs ; pas de pertes blanches habituelles.

Mariée à 23 ans, elle a eu trois enfants à terme. Le premier mort à 3 ans 1/2 d'entérite, la troisième morte également d'entérite à 7 mois, et un garçon de 7 ans 1[2, bien portant. La malade a pu nourrir tous ses enfants. Tous ses accouchements furent normaux, ainsi que les suites de couches. La malade a eu aussi deux fausses couches sur lesquelles elle ne peut pas nous donner de renseignements précis.

Depuis ses fausses couches la malade souffre 2, 3 jours avant ses règles, et elle garde le lit 2, 3 jours. Parfois il y a des caillots.

La durée des règles est maintenant de 8, 9 jours. Elle n'a presque pas de pertes blanches, sauf un jour ou deux avant ses règles.

Après les dernières vendanges (octobre 1902), la malade a eu une métrorragie qui a duré près d'un mois, mais elle a pu continuer à faire son ménage. Jusqu'au mois de janvier elle a eu des métrorragies intermittentes. Elle perd 2, 3 jours, puis elle reste 2, 3 jours sans perdre.

Cependant depuis un mois elle ne perd plus en rouge, mais les pertes blanches ont augmenté, ainsi que les douleurs qui du bas-ventre ont gagné le sacrum et les deux cuisses.

État actuel.— Appétit faible, digestions difficiles, diarrhée légère depuis son entrée à l'hôpital ; 3, 4 selles par jour. Pas de vomissements. Tous les autres appareils sont sains.

Examen. — Utérus en rétroversion, col gros érodé avec des cicatrices à droite et à gauche, lèvre antérieure très saillante.

Les annexes gauches sont rétractées et raccourcies (annexite légère). A l'examen au spéculum.le col apparaît rouge et granuleux :

Diagnostic. — *Métrite cervicale* et annexite.

L'examen des urines, pratiqué le 24 janvier, donne : Quantité d'urine : 850 cc. Densité : 1023. Réaction, acide. Urée : 20 gr. 9 par litre. Ni glycose, ni albumine.

Traitement.—Dès son entrée on administre à la malade des injections vaginales chaudes au lysol.

Le 30 janvier. - La malade a ses règles qui durent jusqu'au 5 février. Elle souffre assez.

Le 6 février. — *Attouchement du col avec le caustique Néofilhos.* Lavages vaginaux au phénosalyl (à 5 pour 100). La malade ne souffre pas pendant l'application du caustique. Le col utérin prend une teinte noirâtre à la suite de la cautérisation.

Le 7 février. — La malade a eu quelques douleurs légères pendant la nuit. Elle garde le lit et continue les injections vaginales et les lavements chauds

Le 20 février. — L'escarre formée par la première cautérisation au Néofilhos a disparu ; le col présente meilleur aspect. *Nouvel attouchement au Néofilhos.*

Le 27 février. — La malade n'a plus de douleurs, le soulagement est remarquable.

Le 16 mars.—Le col a complètement changé d'aspect : il est presque entièrement cicatrisé, il est rosé et lisse. On se demande si une nouvelle cautérisation est nécessaire. La cavité utérine admet le dilatateur jusqu'au fond, sans force.

Badigeonnage de la cavité du col au formol au tiers, et *nouvel attouchement au Néofilhos.*

Le 3 avril. — Le col s'améliore toujours. Le Néofilhos manquant, on *touche le col avec une pastille de potasse caustique.*

Le 4 avril. — La malade ne souffre pas. Elle continue

ses injections vaginales chaudes au lysol ; repos et lavements chauds.

Le 17 avril. — *Nouvel attouchement au Néofithos.* Le col est excessivement amélioré, il présente un bon aspect. La malade nous raconte qu'elle ne souffre pas. Le 1ᵉʳ et le 15 mai, *nouveaux attouchements à la potasse.*

Le 30 mai. — La malade sort guérie après *sept cautérisations du col utérin avec le Néofithos et la potasse caustique.* Elle ne souffre plus, l'état général est excellent, le col est bien cicatrisé, il est *largement ouvert.*

CONCLUSIONS

De l'ensemble de notre étude découlent aisément les conclusions suivantes :

1° La métrite cervicale, extrèmement fréquente et toujours infectieuse, joue un rôle très important dans la pathologie utérine.

2° Très souvent la métrite du corps est sous la dépendance de la métrite cervicale et disparaît seulement lorsqu'on traite cette dernière.

3° La métrite cervicale réclame toujours pour guérir un traitement local approprié, qui doit marcher de pair avec le traitement général.

4° Les cautérisations du col sont très efficaces dans le traitement de la métrite cervicale.

5° Ces cautérisations doivent se faire : lorsque les lésions sont superficielles, avec diverses substances caustiques (teinture d'iode, créosote, formol, fer rouge, etc.) ; lorsque les lésions sont profondes, un seul mode de cautérisation convient, c'est la cautérisation par les *caustiques alcalins* (potasse, caustique de Filhos, Néofilhos).

6° Les cautérisations du col utérin par les caustiques alcalins présentent sur les autres moyens thérapeutiques, préconisés contre la métrite cervicale, les avantages suivants :

a) Elles sont efficaces, d'une action rapide et d'un mode d'emploi tellement facile qu'elles sont à la portée de tous les praticiens.

b) Elles n'exigent ni de notions chirurgicales particulières ni d'instrumentation spéciale, de sorte que le médecin du plus éloigné village peut les exécuter aussi bien que son confrère le mieux favorisé.

c) Le repos pendant la durée des cautérisations n'est pas de rigueur, de sorte que les malades qui, à cause de leur situation sociale et de leur travail, ne peuvent pas s'y soumettre, peuvent suivre quand même ce mode de traite-ment et vaquer, dans l'intervalle des cautérisations, à leurs occupations habituelles.

d) Ces cautérisations sont point ou très peu doulou-reuses, de sorte que les malades les plus pusillanimes peuvent les supporter sans la moindre anesthésie, qui n'est pas toujours exempte de dangers et qui souvent peut être formellement contre-indiquée.

e) Ces cautérisations n'influencent pas d'une façon défavorable la menstruation, qu'elles régularisent au con-traire très souvent, et ne portent aucun obstacle aux grossesses et aux accouchements ultérieurs, car elles ne provoquent jamais, comme elles ont été accusées, l'atrésie et la sténose du col utérin.

INDEX BIBLIOGRAPHIQUE

Annales de gynécologie, 1900.

ARAN. — De l'inflammation chronique de l'utérus et de ses principales manifestations (*Gazette des hôpitaux,* 1856. N° 115).

— Leçons cliniques sur les maladies de l'utérus et des annexes, 1858.

ARTUS. — Des pseudo-métrites (Thèse de Montpellier, 1902).

BELLENCONTRE.— Traitement de la métrite du col (Thèse de Paris, 1890).

BENNET HENRY. — On the present state of uterine pathology (*The Lancet,* 1856).

BERTINO. — Sulla ipertrophia longitudinale della porzione vaginale del collo dell utero (Arch. di ostet e ginecol., Napoli, 1902, IX).

BEURNIER. — Traitement des métrites (*Bulletin général de thérapeutique,* 1899-1901).

BOUILLY. — Des hypertrophies glandulaires localisées du col de l'utérus (*la Gynécologie,* 1900, p. 307).

BOUSSY. — Troubles nerveux réflexes dans les maladies de l'utérus (Thèse de Paris, 1880).

BONNEAU. — Des ulcérations du col de l'utérus et de leurs rapports avec l'inflammation du col (Thèse de Paris, 1853).

CASSAN. — L'airol appliqué au traitement des métrites (Thèse de Paris, 1897).

CHAMPEAUX. — Des ulcérations du col dans la métrite chronique complexe (Thèse de Paris, 1867).

CHANTELOUBE. — De l'amputation anaplastique du col (opération de Schroeder) dans la métrite cervicale rebelle (Thèse de Paris, 1888).

Compte rendu du XIII° Congrès international de médecine de Paris, 1900 (Section de gynécologie).

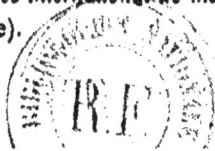

7

COURTY. — Traité pratique des maladies de l'utérus, des ovaires et des trompes, 1881.

CLOZIER. — De la stérilité dans ses rapports avec l'inflammation chronique de la muqueuse du canal cervical (Thèse de Paris, 1881).

DERIVAUX. -- Etude sur le traitement hydrothérapique des affections utérines (Thèse de Paris, 1876).

DE SINÉTY. — Des ulcérations du col de l'utérus dans la métrite chronique (Gazette médicale de Paris, 1880, n° 28).

Dictionnaire encyclopédique des sciences médicales, en 100 volumes (article Métrite).

Dictionnaire de Médecine et de chirurgie pratiques, de Jaccoud (article Utérus).

Dictionnaire de Médecine, en 30 volumes (article Utérus).

Dictionnaire des sciences médicales, en 60 volumes (article Métrite).

DÖDERLEIN. — Uber di histogenese der erosionen der portion. vagin. (Centralblatt für gynäk., 1889, p. 99).

DOLERIS et MANGIN. — De la métrite cervicale. Etude anatomopathologique de l'inflammation chronique du col utérin. (Nouvelles archives d'obstétrique et de gynécologie, 1888-89-1890).

DOLÉRIS et BONNET. — Métrite cervicale (pathologie et thérapeutique du col utérin). Nouvelles archives d'obstétrique et de gynécologie, 1891.

DOLÉRIS. — Influence des opérations plastiques pratiquées sur le col utérin sur la conception, la grossesse et l'accouchement (La gynécologie, 1900, p. 133).

— Métrites et fausses métrites, 1902.

DOURIEZ. — Remarques sur le traitement actuel des métrites. (Thèse de Paris, 1895).

DUCOS. — Métrite d'origine blennorragique. (Thèse de Paris, 1880).

DUFRAISSE. — De la métrite chronique parenchymateuse et de son traitement par les saignées locales. (Thèse de Paris, 1881).

DUPLAY et RECLUS. — Traité de chirurgie, 2me édition. (Article Métrites, par Delbet).

EMMET. — Lacerarion of the cervix uteri as a frequent and unrecognized cause of disease. (The American Journal of obstetrics, 1874).

— La pratique des maladies des femmes. (Trad. Ollivier, 1887).

FEVRIER. — Traitement chirurgical de la blennorragie du col utérin. (Revue médicale de l'Est, 1900, p. 449).

Fort. — Traitement des métrites par la solution de chlorure de zinc au 1|10. (Thèse de Paris, 1894).

Fischel. — Die erosion und das Ectropion. (Centralblatt für Gynäk, 1880, pp. 425 et 585).

Fournier. — Du traitement des métrites chroniques. (Th, Paris, 1887).

Gallard. — Leçons cliniques sur les maladies des femmes, 1873.

— Des ulcérations du col de l'utérus : pathogénie et valeur séméiologique (Gazette des Hôpitaux, 1887).

Gazette médicale de Paris, 1847.

Gonzalez. — Indications et contre-indications de l'ignipuncture du col de l'utérus (Thèse de Paris, 1884).

Gosselin. — De la valeur symptomatique des ulcérations du col de l'utérus (Arch. gén. de médecine, 4ᵉ série, t. II, 1843, p. 129).

Grilhault des Fontaines. — Du traitement de la métrite du col (Thèse de Paris, 1893).

Guibout. — Conséquences obstétricales possibles de l'amputation sous-vaginale du col (Thèse de Paris, 1900).

Heidenhain et H. Ehrenberg. — Exposition des méthodes hydriatiques de Priessnitz dans les diverses espèces de maladie.

Hennig. — On catarrh. of the uterus. (Amer. journ. of obstetr., 1872).

Hantcheff. — Contribution à l'étude anatomopathologique clinique et thérapeutique de la métrite cervicale blennorragique. (Th. Nancy, 1899).

Hepp. — Sclérose utérine et métrites chroniques (Th. Paris, 1899).

Hippocratis. — De morbis mulierum (Lib. I-II).

Jacquelot. — Des déchirures du col de l'utérus (Th. Paris, 1884).

Jobert de Lamballe. — Mémoire sur les cautérisations en général (Paris, 1833).

Keith. — Treatment of Lacerations of the Cervix Uteri. (Edinburgh Medical journal, 1882, p. 799).

Labadie-Lagrave et Legueu. — Traité médico-chirurgical de gynécologie, 2ᵉ éd., 1901.

Lambert. — Un nouveau traitement des ulcérations du col (Echo méd. du Nord, 1899, p. 53).

Le Dentu et Delbet. — Traité de chirurgie clin. et opér. (Article : Métrites par Schwartz).

Leblond. — De l'amputation du col de l'utérus dans la métrite chronique (Annales de gynécologie, 1881).

LEFÈVRE. — Sur une forme commune de la stérilité féminine et son traitement. (Thèse de Paris, 1898).

MÜLLER (P.). — De la toux utérine. (Thèse de Paris, 1887).

NAUDIN. — Contribution à l'étude des ulcérations du col de l'utérus.
(Thèse Paris, 1885).

PASCAULT. — Déchirure du col utérin ; pathogénie de ses complications ; traitement. (Thèse Paris, 1889).

PATé. — L'inflammation du col de l'utérus. (Thèse Paris, 1860).

PERDRIZET. — Des amputations du col de l'utérus. (Th. Paris, 1894).

PETIT. — De l'emploi local de la levure de bière contre le catarrhe
cervical. (Concours médical, 1900, p. 281).

— Cure radicale de la cervicite par le procédé de Pouey. (Presse
médicale, 1901, t. I, n° 41).

PHILIPEAUX. — Traité pratique de cautérisation, 1856.

PICHEVIN. — Considérations sur l'étiologie, la pathogénie et le traitement des métrites chroniques du col. (Semaine gynécologique,
1901, VI, 81-84).

POZZI. — Traité de gynécologie, 3° éd., 1897.

— Contribution à l'étude des métrites cervicales. (Revue de gynécologie et de chirurgie abdominales, octobre 1900.)

RAFFRAY. — Des métrites. (Thèse de Paris, 1885.)

RAINGUET. — Étude critique de l'amputation sous-vaginale du col utérin
pendant la période génitale de la femme. (Th. Bordeaux, 1899.)

Revue médicale, 1842.

REGNIER. — De l'influence de certaines maladies constitutionnelles dans
les affections utérines. (Thèse Paris, 1877).

RICHELOT (père). — Traitement de l'engorgement du col utérin par les
cautérisations avec le caustique de Filhos. (Union médicale, 18.. ,,

G. RICHELOT. — Traitement de la métrite cervicale par le caustique de
Filhos. (Revue internationale de médecine et de chirurgie, 1900,
p. 257).

— La sclérose utérine et la vraie métrite. (Annales de gynécologie
et d'obstétrique, 1900, t. 1).

ROLLET. — Du traitement de la métrite chronique par la cautérisation
au fer rouge. (Thèse Paris, 1878).

RUGE. — Die erosion und das Ectropion sowie über die Herkunft des
cylinderepithels an der vaginalportion bei Erosion. (Zeitschrift
für geburtshülfe und gynäkologie, V Band, 1880, p. 248).

Ruge et Veit. — Anatomische Bedeutung der Erosionem am scheiden-
theil. (Centralblatt fur gynäk. 1877, p. 17).

—— Zur pathologie der vaginal portion. (Zeitschrift für geburtshülfe
und gynäk. II Band. 1878, p. 415).

Saïas. — De la métrite chronique du col consécutive à sa déchirure.
(Thèse de Paris, 1898).

Scanzoni. — Traité pratique des maladies des organes sexuels de la
femme. (Trad. 1858).

Schultze. — Der Probetampon, ein Mittel zur Erkennung der chro-
nischen endometritis. (Centralblatt für gynäkologie, 1880, p. 393).

Serrigny. — Psychoses génitales. (Thèse Lyon, 1896).

Seligmann. — Troubles mentaux consécutifs aux opérations gynécologiques. (Thèse de Nancy, 1896).

Siredey. — La neurasthénie utérine. (Gazette hebdomadaire de médecine,
Paris, 1898).

Terrillon. — Ulcérations du col de l'utérus. (Bulletin médical, novembre 1889).

Terrillon et Lermoyez. — Considérations sur l'ectropion de l'utérus
et l'opération d'Emmet. (Bulletin général de thérapeutique médicale
et chirurgicale, 1881).

Theilhaber. — Berliner klin. Wochen. 1893).

Touvenaint. — Du traitement de la métrite du col par les injections
interstitielles. (Thèse de Paris, 1891).

Traissac. — Contribution à l'étude du traitement de la métrite du col
avec ectropion. (Thèse Bordeaux, 1899).

W. Tyler-Smith. — A memoir on the pathology and treatment of
Leucorrhoea based upon the microscopical anatomy of the os
and cervix uteri. (Médico-Chirurgical Transactions, 1852, p. 377).

Veit. — Zur erosionsfrage. (Zeitschrift. für geburtshülfe und gynäkologie VIII. Band. Stuttgart 1882).

Zogha. — Des lymphangites périutérines et de la pathogénie des salpin-
go-ovarites. (Thèse de Montpellier, 1903).

Waïtz (Mme). — Les ulcérations du col utérin et leur traitement par
les scarifications linéaires. (Thèse de Paris, 1899).

SERMENT

En présence des Maîtres de cette École, de mes chers condis-
ciples, et devant l'effigie d'Hippocrate, je promets et je jure, au
nom de l'Être suprême, d'être fidèle aux lois de l'honneur et de
la probité dans l'exercice de la Médecine. Je donnerai mes soins
gratuits à l'indigent, et n'exigerai jamais un salaire au-dessus
de mon travail. Admis dans l'intérieur des maisons, mes yeux
ne verront pas ce qui s'y passe ; ma langue taira les secrets qui
me seront confiés, et mon état ne servira pas à corrompre les
mœurs ni à favoriser le crime. Respectueux et reconnaissant
envers mes Maîtres, je rendrai à leurs enfants l'instruction que
j'ai reçue de leurs pères.

Que les hommes m'accordent leur estime si je suis fidèle à mes
promesses ! Que je sois couvert d'opprobre et méprisé de mes
confrères si j'y manque !

www.ingramcontent.com/pod-product-compliance
Lightning Source LLC
Chambersburg PA
CBHW071513200326
41519CB00019B/5934